Theodor Billroth – ein Leben für die Chirurgie

Theodor Billroth – ein Leben für die Chirurgie

Herausgeber
W. Kozuschek
D. Lorenz
H. Thomas

Mit einem Geleitwort von L.F. Hollender

52 Abbildungen, 1992

KARGER

Basel · München · Paris · London · New York · New Delhi · Bangkok · Singapore · Tokyo · Sydney

Prof. Dr. Dr. h. c. W. Kozuschek
Chirurgische Universitätsklinik,
Knappschaftskrankenhaus
In der Schornau 23–25,
W-4630 Bochum 7 (BRD)

Prof. Dr. D. Lorenz
Klinik für Chirurgie,
Ernst-Moritz-Arndt-Universität,
Friedrich-Loeffler-Str. 23,
O-2200 Greifswald (BRD)

Dr. H. Thomas
Klinik für Chirurgie,
Ernst-Moritz-Arndt-Universität,
Friedrich-Loeffler-Straße 23,
O-2200 Greifswald (BRD)

Printed in Germany by CW Niemeyer Druck GmbH & Co. KG, W-3250 Hameln
ISBN 3-8055-5623-3

Inhalt

Geleitwort

Nur wenigen Chirurgen ist es wie Billroth gelungen, vor der unberechenbaren und launischen Geschichte zu bestehen. Ich empfinde es daher als ein Privileg, das Geleitwort für eine ihm gewidmete Schrift zu verfassen; denn dies ist für mich die Gelegenheit, meiner Bewunderung für eine der größten Persönlichkeiten der Chirurgie Ausdruck zu verleihen.

Billroth gehörte zu den damals wenigen praktizierenden Chirurgen, die ihre Kunst aus der eigenen experimentellen Forschung ableiteten. Als erster entfernte er im Jahre 1881 erfolgreich ein Magenkarzinom durch Resektion und begründete damit die Magenchirurgie schlechthin.

Das Bild, das die Verfasser von Billroth zeichnen, ist zu Recht das eines Innovators, den eine seltene kreative Intelligenz und eine geistige Distinktion auszeichneten, das Bild eines Mannes mit einem Arbeitsvermögen, das auch der Charm und die Annehmlichkeiten des Kaiserlichen Wien nicht beeinträchtigen konnten.

Die in diesem Band gesammelten Briefe bezeugen den ewig jungen Geist Billroths, sein kämpferisches gelegentlich impulsives Temperament, dem hin und wieder Wehmut und Bitterkeit nicht fremd waren. Mögen auch einige Seiten seines Wesens etwas düsterer Natur gewesen sein, andere strahlen dagegen wie reines Kristall.

Billroth war für die vielfältigen Facetten der Medizin aufgeschlossen. So war er auch der Pionier des Sanitätszuges, mit dem er im Jahre 1870 in der Schlacht von Reichshoffen zahlreiche Menschenleben rettete, ohne zwischen den preußischen Infanteristen und den Kürassieren Mac Mahons einen Unterschied zu machen.

Es ist immer wieder verdienstvoll, wenn jene die auf Billroths Spuren nachfolgen, solch ein großes chirurgisches und menschliches Vorbild in Erinnerung rufen.
Diese zusammenfassende Darstellung ist mehr als eine Gedenkschrift. Sie zeugt von einem „Konquistador" der Chirurgie, dem sie eine verdiente Würdigung widmet. Nüchtern und maßvoll haben die Autoren es verstanden, eine überragende Persönlichkeit darzustellen. Möge ihre Arbeit eine lebhafte Resonanz finden.

em. Prof. Louis F. Hollender, Dr. med. Dr. h.c. mult.
ehem. Präsident der Académie de Chirurgie de France

Vorwort

«Was mir die meiste Freude in meinem reichen Leben gemacht hat, ist die Begründung einer Schule, welche sowohl in wissenschaftlicher wie in humanitärer Richtung mein Streben fortsetzt und ihm dadurch etwas von Dauer verschafft.»

Theodor Billroth, 6. 2. 1894

Die heutige Magenchirurgie ist ohne die Verdienste Theodor Billroths undenkbar. Neben dem Schaffen des Chirurgen ist es die Vielseitigkeit der Begabungen einer Person, der wir nur mit Bewunderung gegenüberstehen können.
Auf dem letzten Greifswalder Symposium, das vom 24. bis 26. Oktober 1991 zum vierten Male dem Angedenken Theodor Billroths gewidmet war, entstand der Entschluß, dieses Buch zusammenzustellen. Es ist das Anliegen der Autoren, den Menschen Theodor Billroth im wechselseitigen Bedingungsgefüge seiner bewegten Zeit darzustellen. Darüber hinaus sollen Billroths Verdienste um die Fortentwicklung der Magenchirurgie besondere Berücksichtigung finden.
Der Quellenwert von Briefnachlässen des Gelehrten Theodor Billroth ist nicht nur hoch, sondern mehrdimensional einzuschätzen. Neben den beiden Hauptbedeutungen, die die Briefe wissenschaftsgeschichtlich und personalhistorisch haben, lassen sie sich inhaltlich differenzieren. Einerseits wird das Fachgespräch unter Kollegen dargestellt und andererseits der Blick auf Charakterliches und Menschliches, allzu Menschliches eröffnet.

Dieses Buch will den Leser näher mit Aspekten des Werkes und der Person Billroths sowie der von ihm begründeten Tradition vertraut machen. Es will sich in den Dienst Theodor Billroths stellen und im Sinne des obigen Zitats verstanden werden.

Bochum und Greifswald,
im Februar 1992

Für die Herausgeber
W. Kozuschek

Theodor Billroth – ein Leben für die Chirurgie, Karger 1992, pp 1 – 9

I. Theodor Billroths Zeit in Vorpommern

*J. Petermann, G. Liebling**

Klinik für Chirurgie, Universität Greifswald
*Chirurgische Abteilung, Kreiskrankenhaus Rügen

«Man kann nicht genug Eifer daran wenden, um das Bild von den Menschen, deren Wirken und Schaffen vorbildlich war, dem Gedächtnis nachfolgender Geschlechter einzuprägen und zu erhärten», ein Satz, den v. Eiselsberg (1860–1939) geprägt hat, ein Schüler von Theodor Billroth. Wer, wenn nicht Billroth selbst, verdient es, den nachfolgenden Generationen von Medizinern, Musikfreunden und Menschen in wacher Erinnerung zu bleiben.

Dergestalt Billroths zu gedenken, heißt nicht nur, die Erinnerung an den großen Arzt, den feinfühligen Künstler, den warmherzigen Menschen wachzurufen, es heißt auch, Erinnerung zu wecken an eine Epoche der Medizingeschichte, in der sich die deutschen medizinischen Fakultäten aus Schulen zur Herausbildung von Ärzten zu wahren Forschungsstätten umgestalteten, deren wissenschaftliche Arbeit bald beispielgebend wurde. So soll auch die alljährliche Durchführung des Billroth-Symposiums an der Klinik für Chirurgie in Greifswald verstanden sein.

«Ein Leben ohne Schaffen, ohne Arbeit, ist doch kein eigentliches Leben, nicht des Atems Mühe wert», war der Grundsatz eines unserer größten Chirurgen, des Universitätsprofessors Dr. Theodor Billroth, den er einmal in einem Brief an seinen Freund Brahms geschrieben hat [27].

Wir, die wir wieder in Vorpommern leben, haben allen Grund, auf diesen Mann, der ein Genie war, besonders stolz zu sein, denn er, Theodor Billroth, war ein gebürtiger Pommer! Professor Ernst Kern (*13. 1. 1923) würdigte Billroth aus Anlaß seines 150. Geburtstages 1979 mit folgenden Worten: «Unter allen Chirurgen des 19. Jahrhunderts ist Theodor Billroth wohl der einzige, der echte Ausstrahlung bis in unsere heutige Zeit hinein

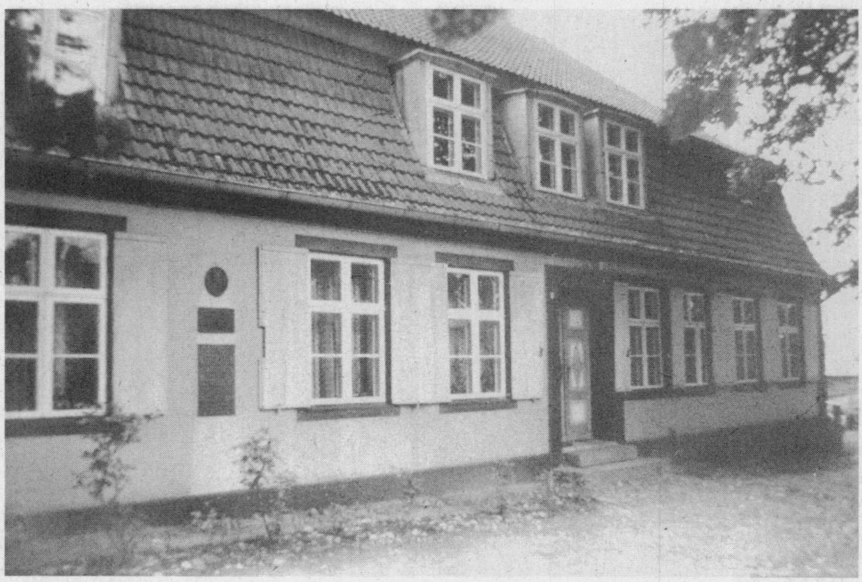

Abb. 1. Das Geburtshaus Theodor Billroths in Bergen auf Rügen (Vorpommern).

zeigt, der einzige, der auch im letzten Viertel des 20. Jahrhunderts noch als lebendig und unmittelbar wirksam erscheint.»

Die Zeit Billroths in Pommern, im Schutz der Familie und der Freunde der Familie haben diese spätere Würdigung der Arzt- und Forscherpersönlichkeit nie ahnen lassen. So soll einleitend versucht werden, den bedeutenden Mann Billroth zu würdigen, in dem nachfolgend die Kinder- und Jugendjahre in seiner Heimat im Mittelpunkt stehen.

Vom hochgelegenen Kirchplatz in Bergen auf Rügen führt nach Süden eine Straße, die den Namen Joachimsbergstraße trug. Seit Juli 1896 heißt sie Billrothstraße, denn in ihrer zweiten Hälfte steht links, auf einer leichten Anhöhe das Haus Nr.17, das Geburtshaus Billroths *(Abb.1)*.

Noch zu Billroths Lebzeiten wurde am 16. August 1892 an diesem Haus auf Veranlassung seines Freundes, des Leipziger Professors für Chirurgie, Benno Schmidt, (1826–1896) eine Bronzetafel mit folgender Inschrift angebracht:

Am 26. April 1829 wurde hier Theodor Billroth geboren, nachmals Professor für Chirurgie in Zürich und Wien – einer der hervorragendsten Chirurgen seiner Zeit.

Diese Stiftung erfolgte aus Anlaß seines 40jährigen Doktorjubiläums und seiner 25jährigen Tätigkeit in Wien.

In Bergen war am 26. April 1829 Christian Albert Theodor Billroth als ältester Sohn des 28jährigen Hilfspredigers Karl-Theodor Billroth und seiner 21jährigen Ehefrau Johanna-Christian, geb. Nagel, zur Welt gekommen. Die Katasteramteintragung der Taufe des Neugeborenen ist in der Kirche zu Bergen einzusehen *(Abb. 2)*. Auf einer Karteikarte des damaligen Regierungsbezirkes Stralsund II – Kirchenkreis Barth/Franzburg/Grimmen ist die Familie Billroth mit sechs Kindern amtlich eingetragen.
Von seinem Leben gehörten seine früheste Jugend, seine Gymnasialzeit und sein erstes Semester Vorpommern und vor allem Greifswald. *(Abb. 3)*. Der Herkunft und Geburt nach Pommer, führte er auch schwedisches Blut in

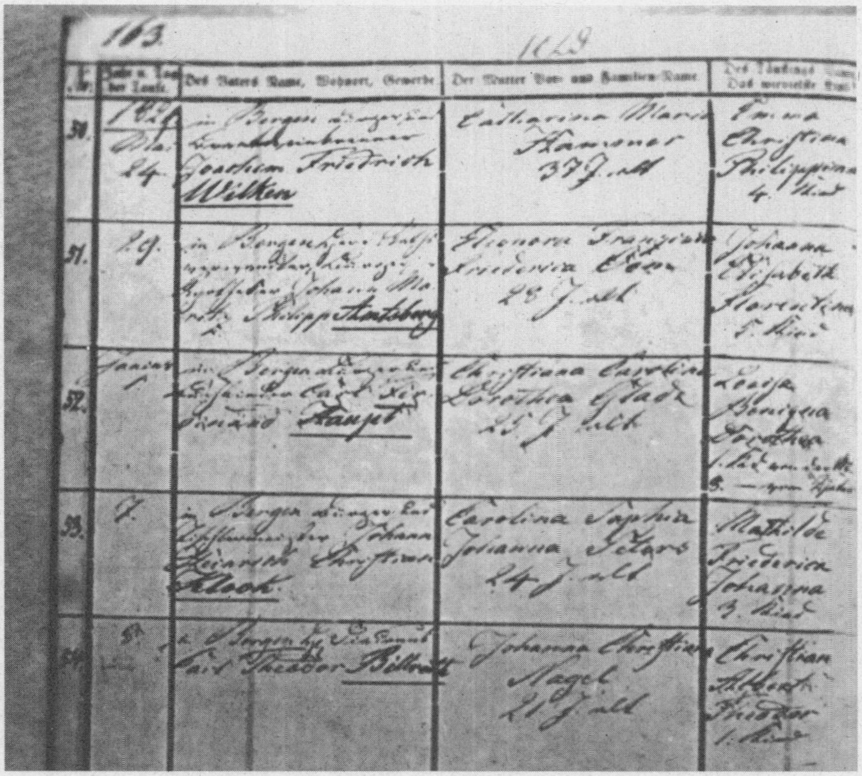

Abb. 2. Katasteramtseintragung über die Geburt von Christian Albert Theodor Billroth am 26. 4. 1829 in Bergen.

seinen Adern. Soviel bekannt geworden, waren die Großeltern und Urgroßeltern schwedischer und französischer Abstammung. Billroth nannte sich selbst einen «... sonderbaren Mischling von schwedischem Blut beidseitiger Großeltern und französischen urgroßmütterlichen Einschlags» [28].

Die Großmutter mütterlicherseits war Sopranistin an der Berliner Oper, der Großvater väterlicherseits, ein Zeitgenosse von Ernst Moritz Arndt (1769–1860), war Bürgermeister in Greifswald. Johann Christian Billroth, der Großvater, wurde 1846 auf dem alten Friedhof in Greifswald beigesetzt. Die Grabstätte ist noch heute gut gepflegt und erhalten.

Die Familie Billroth verließ im Juli 1832 Bergen, da der Vater Billroths als Pastor in die Landgemeinde Reinberg, zwischen Greifswald und Stralsund gelegen, versetzt wurde. Nach zweijähriger Tätigkeit starb der Vater am 7. Oktober 1834 an den Folgen einer Ruhr und Unterleibsentzündung, die damals epidemisch auftrat und in der kleinen Gemeinde in wenigen Monaten 20 Todesopfer forderte.

Nur kurze Zeit hatte Theodor Billroth in seinem Geburtsort Bergen und in der Landgemeinde Reinberg zugebracht. Weit wichtiger wurde ihm

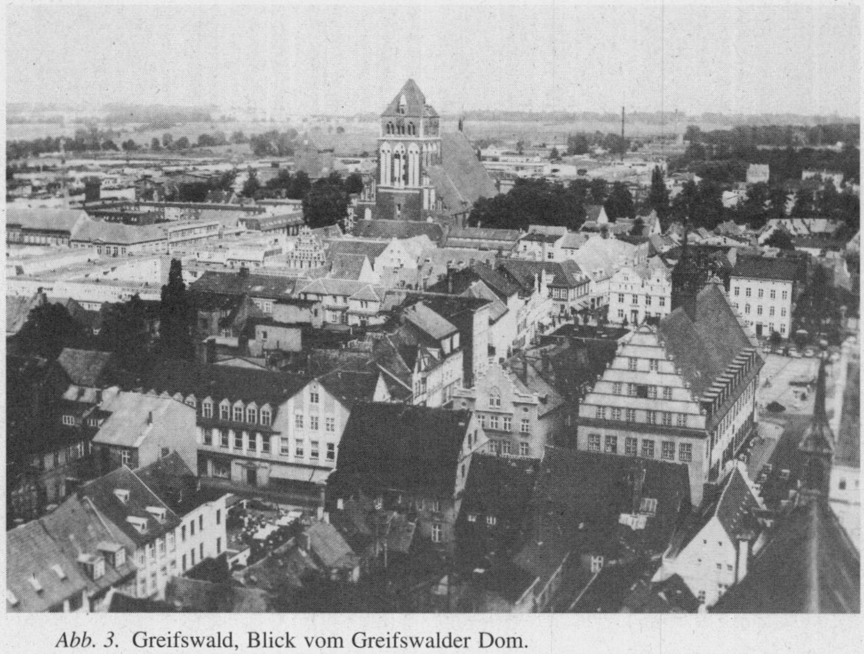

Abb. 3. Greifswald, Blick vom Greifswalder Dom.

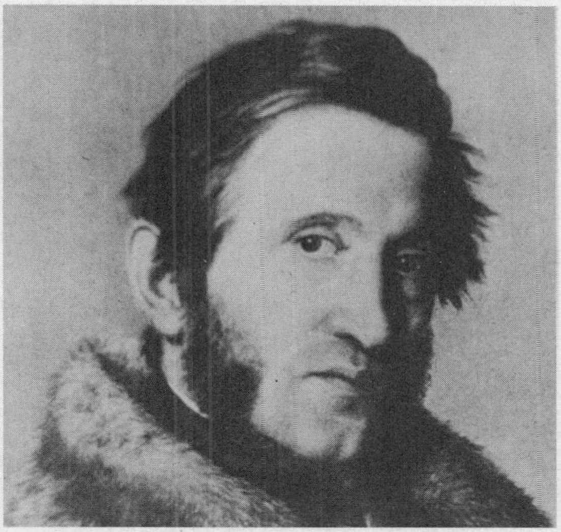

Abb. 4. Wilhelm Baum (1799–1883) (Universitätsbibliothek Greifswald).

Greifswald, wohin die verwitwete Mutter mit ihren fünf Kindern zum Großvater zog. Auch hier zeugt eine Gedenktafel an dem damaligen Wohnhaus, Domstraße 22, von seinem Leben. Theodor Billroth besuchte das Gymnasium, die frühere Heinrich-Heine-Schule und jetzigen Kindergarten in der Mühlenstraße der Stadt Greifswald.

Will man den Worten Billroths Glauben schenken, so war er kein besonders guter Schüler: «… von allen meinen Brüdern, war ich der wenigst Gescheite, der schlechteste, miserabelste Gymnasialschüler.»

In seiner Autobiographie ist zu lesen: «Billroth zeigte auf dem Gymnasium wenig Interesse für die Schulwissenschaften, wenig Talent für Sprachen, gar keines für Mathematik, Geschichte, zumal Literaturgeschichte, und die alten Dichter vermochten allein ihn zu fesseln, doch leistete er auch darin wegen Mangel an Ausdauer nichts Besseres. Er war ein Gymnasialschüler unter Mittelmäßsigkeit» [13].

Daher mußte ihm beständig ein Hauslehrer nachhelfen, um ihn ans Ziel zu bringen. In den vom Hauslehrer Scheele nach Billroths Tode herausgegebenen Erinnerungen bezeichnet ihn dieser als «tardum nigenium», einen Menschen von langsamer Auffassung und schwerfälliger Sprache. Wie so manches sich doch im Leben ändert.

Zwei Klassen mußte Billroth wiederholen. Seine besonderen Liebhabereien galten dem Zeichnen und der Musik, Neigungen, die ihm in seiner schulischen Ausbildung hemmend entgegentraten.

In der Anmeldung zum Abiturreifeexamen 1848 bekennt Billroth: «Natürlicher Weise mußte in der letzten Zeit die Beschäftigung mit der Musik immer mehr in den Hintergrund treten, doch werde ich die Zeit, welche ich auf sie, wie auf das Zeichnen, welche Kunst ich ebenfalls mit großer Liebe getrieben habe, verwendete, gewiß nicht bereuen, wenngleich ich mir gestehen muß, daß ich durch eine regelmäßige Zeiteinteilung von Anfang an alles zweckmäßiger miteinander hätte verbinden können… So bin ich um so mehr größeren Dank dem Lehrer schuldig, welcher nie nachgelassen hat, in den letzten Jahren in mannigfacher Beziehung mir seinen Rath zu ertheilen, dessen Befolgung auf mein ganzes Leben von dauerndem Einfluß sein wird. – Meine schon früh gefaßte Neigung zum Studium der Medizin ist so erstarkt, daß ich dasselbe zu ergreifen fest entschlossen bin» [28].

Die Idee, sich dem medizinischen Studium zuzuwenden, wurde teils durch den Einfluß des Onkels, Professor der Arzeimittellehre, Philipp Seifert und teils durch den Professor für Chirurgie, Wilhelm Baum (1799–1883), ein besonderer Freund des Hauses Billroth, geprägt *(Abb. 4)*. Nicht zuletzt war es seine Mutter, die energisch gegen ein Studium der Musik eintrat [33, 82].

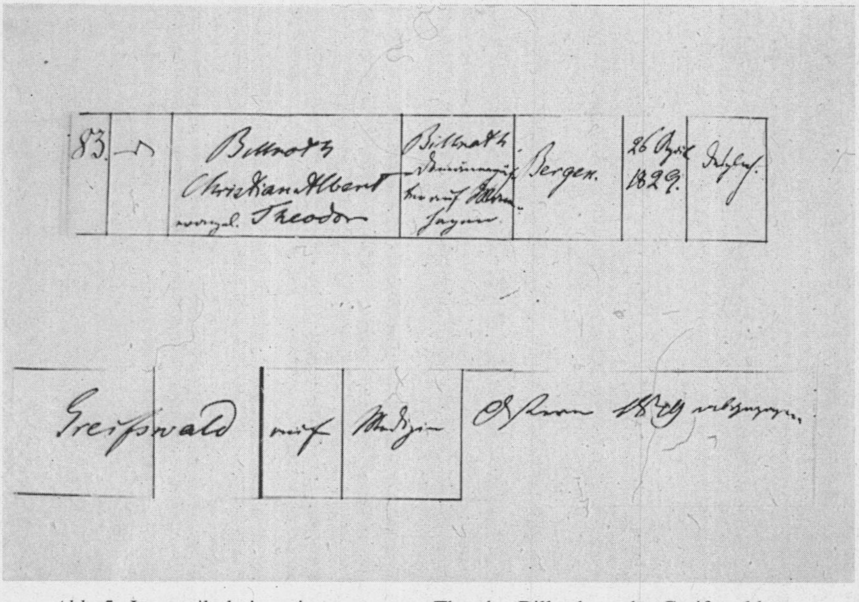

Abb. 5. Immatrikulationseintragung von Theodor Billroth an der Greifswalder Universität 1848.

So wurde Billroth für ein Semester in Greifswald immatrikuliert *(Abb.5)*. Statt Medizin zu studieren, widmete er sich in diesem Semester vorwiegend der Musik.

«Ich habe das erste Semester meines Quadrienniums auch im Leichtsinn vertan und allerhand Allotria getrieben, doch als ich dann anfing zu studieren, versäumte ich ohne besondere Veranlassung keine Vorlesung», schrieb er als 57jähriger in seinen Aphorismen zum «Lehren und Lernen der medicinischen Wissenschaften» [11].

Vielleicht hat Billroth auch einmal im Karzer der Universität Greifswald eingesessen. Es bedurfte damals jedoch des milden Zwangs seiner Mutter und des schon erwähnten Professor Baum, um ihn der Medizin endgültig zuzuführen.

Prof. Baum erhielt 1849 einen Ruf nach Göttingen. Billroth, 20jährig, folgte seinem Freund und Lehrer und verließ Greifswald und Pommern für immer. Nur wenige Male besuchte er später Greifswald. 1852 und 1872 führten ihn noch einmal nach Rügen *(Abb.6)*. In einem Brief an seinen Freund und Lebensgefährten Brahms schrieb er über seine Heimat Rügen:

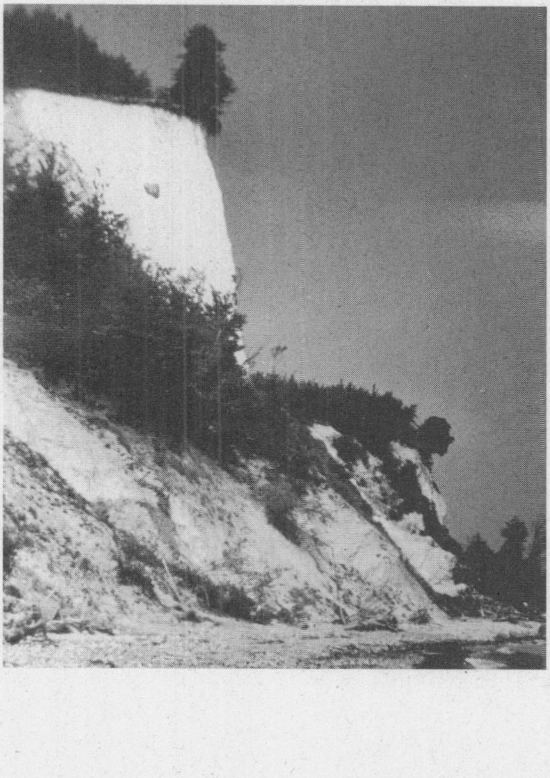

Abb. 6. Blick auf den Saßnitzer Kreidefelsen.

«In Saßnitz also weilst Du. Nun, es ist mit Stubbenkammer wohl der schönste Teil der Insel. Alles andere verlohnt nicht der Mühe des Besuches» [4].

Einem Ruf nach Greifswald als Professor für pathologische Anatomie folgte er nicht. Er war in seinem Herzen Chirurg und lehnte außerdem, wie er in seiner Offenheit zugab, die Stelle noch deshalb ab, «… weil ich nicht die Kraft in mir fühle, das Martyrium eines Kathederprofessors zu übernehmen». Es gibt in seinem Leben wenige Briefe, die noch auf seine Heimat Pommern bezugnehmen. Im Oktober 1891 schreibt Billroth an Professor Lübke: «… Greifswald! Wie lange liegt das hinter mir… Wie gut erinnere ich mich doch noch dieser alten, herben gotischen Backsteinkirchen! Alles so kalt und kahl, auch die Menschen dort, es wäre nichts mehr für mich. Ich kenne nur noch eine Sehnsucht, und die geht nach Italien…» [48].

Immer mehr wurde Billroth in seinem Leben Wahl-Wiener, und im

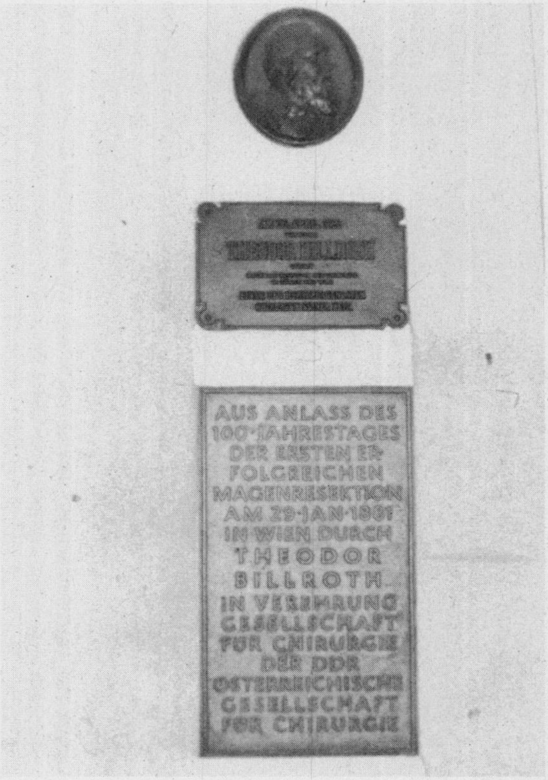

Abb. 7. Gedenktafel am Geburtshaus Theodor Billroths anläßlich des 100. Jahrestages der ersten erfolgreichen Magenresektion.

Alter liebte er die Stadt Abbacia auf Sizilien. In Wien wurde er nach seinem Tode 1896 begraben, weit entfernt von Pommern.

1981 wurde Billroth aus Anlaß der 100jährigen Wiederkehr der ersten erfolgreichen Magenresektion in seiner Heimatstadt Bergen auf Rügen letztlich geehrt. Die Teilnehmer des bilateralen Symposiums Österreich/DDR enthüllten in der Billrothstraße 17 eine zweite Gedenktafel mit der Aufschrift:

Aus Anlaß des 100. Jahrestages der ersten erfolgreichen Magenresektion am 29. Januar 1881 in Wien durch Theodor Billroth in Verehrung. Gesellschaft für Chirurgie der DDR – Österreichische Gesellschaft für Chirurgie (Abb. 7).

1873 hat Billroth geschrieben: «Wie auf politischem Gebiet, herrscht jetzt auch auf dem wissenschaftlichen das Gefühl der Gleichberechtigung aller, die arbeiten wollen und können – gleichviel mit wieviel oder wie wenig Talent –, und diesem individuellen Selbstbewußtsein, diesem Gefühl, der Autorität nicht mehr untertan zu sein, verdanken wir Deutsche zum großen Teil unseren politischen und wissenschaftlichen Aufschwung» [26].

Welch ein Weitblick!

Prof. Dr. J. Petermann,
Klinik für Chirurgie,
Ernst-Moritz-Arndt-Universität,
Friedrich-Loeffler-Straße 23,
O-2200 Greifswald (BRD)

Theodor Billroth – ein Leben für die Chirurgie, Karger 1992, pp 10 – 18

II. Theodor Billroth – Die Göttinger Zeit

W. Wyklicky

Institut für Geschichte der Medizin, Universität Wien

Ostern 1849 folgte Professor Baum einem Ruf nach Göttingen und B., der sich im ersten Semester in Greifswald nur mit Musik beschäftigt hatte, folgte ihm, um nun ernsthaft seine medizinischen Studien zu beginnen.

Er selbst schrieb über diese Zeit in einem der Wiener Gesellschaft der Ärzte gewidmeten Manuskript folgende zwei Absätze:

«Die Göttinger medicinische Fakultät war aus hervorragenden Gelehrten zusammengesetzt: Wöhler (Chemie), Wilh. Weber (Physik), Conrad Martin Langenbeck (Anatomie), Rudolf Wagner (Physiologie), dessen Schüler: Frey, Bergmann, Leukart auch docirten, Frerichs (patholog. Anatomie), Lotze (allgem. Pathologie und Psychologie), Fuchs (interne Klinik), Baum (chirurg. Klinik), Ruete (Ophthalmologie). – Diese Männer übten einen gewaltigen Einfluß auf die damals sehr zahlreichen Schüler der medicinischen Fakultät der Georgia Augusta aus; es herrschte ein tüchtiger Geist unter den Studenten. – B. warf sich unter Leitung der genannten Männer mit Eifer und Energie auf das Studium der Naturwissenschaften und der Medicin. Zwei Männer entschieden schon hier über die Richtung seiner späteren Laufbahn, und seines späteren Wirkens: Rudolf Wagner und Wilhelm Baum. Bei Ersterem lernte er, die Vorgänge der Natur sinnig zu betrachten, und zumal auch mit dem Mikroskop erfolgreich arbeiten, bei Letzterem sah er stets die wissenschaftliche und practische Richtung der Chirurgie im schönsten Verein und wurde von dem vielseitigen und zugleich gründlichen Wissen Baums mächtig angezogen.

Zugleich pflegte Billroth in Göttingen auch die Musik eifrig und fand in dem Hause des dortigen Universitäts-Musikdirektors Arnold Wehner die liebevollste Aufnahme. Theils durch die künstlerischen Beziehungen, theils durch gleichartige wissenschaftliche Bestrebungen entwickelte sich ein intimes Freundschaftsverhältnis zwischen B. und dem ebenfalls sehr musikalischen Georg Meissner (später Professor der Physiologie in Basel, Freiburg, Göttingen). – Beide Freunde arbeiteten privatissime bei R. Wagner, und beide wurden von ihrem Lehrer aufgefordert, ihn im Herbst 1851 auf einer wissenschaftlichen Reise nach Triest zu begleiten, um dort an einer damaligen histologischen Tagesfrage mitzuarbeiten, nämlich über die Enden und die Anfänge der Nerven, zu welchen der in Triest nicht selten vorkommende Zitterrochen willkommenes Material darbot. Auf dieser Reise besuchte Wagner mit seinen Schülern die Universitäten Gießen, Marburg, Heidelberg, Wien. Billroth lernte dabei die Proffessoren dieser Universitäten kennen und empfand die ersten mächtigen Eindrücke von den Alpen, Oberitalien und dem mittelländischen Meer» [86].

Nicht genannt sind in diesen beiden Abschnitten der Autobiographie aber die Namen zweier Frauen. Eine von ihnen hatte vorwiegend in der Göttinger Zeit einen Einfluß auf Billroth, die andere aber den wesentlichsten auf seine gesamte Jugendzeit. Die erstgenannte, Jenny Lind (1820–1887), die «schwedische Nachtigal», deren Name gerade durch Billroth bei uns noch weithin bekannt ist, da in Georg Fischers Briefsammlung, die in neun Auflagen von 1895 bis 1922 erschienen ist, das erste Schreiben vom Februar 1850 ausführlich von ihrem Besuch in Göttingen spricht [29]. Im Original faßt dieser Brief 24 handgeschriebene Seiten. Er stellt einen der frühesten Beweise seiner anschaulichen Interpretation eigener musikalischer Erlebnisse dar. Bei Fischer aber ist nicht angegeben, aber von Billroth mit eigener Hand auf einem Umschlag vermerkt, daß dieser Bericht seiner Mutter zum 7. März 1850, also ihrem 42. Geburtstag, gewidmet ist [23].

Die Mutter *(Abb. 1)* ist auch die zweite der oben genannten Frauen. Sie nahm überhaupt den wesentlichen Einfluß auf die Entwicklung ihres Sohnes natürlich auch in dieser Zeitspanne. Da sie aber noch vor seiner Promotion gestorben ist, darf einerseits dies als ein Grund dafür angenommen werden, warum ihrer im einschlägigen Schrifttum nicht ausführlicher gedacht wurde. Eine andere Ursache dafür aber ist sicher auch die vornehme Art der schwerkranken Frau, die nie in den Vordergrund trat, aber – wie alle ihre noch erhaltenen Briefe zeigen – um so mehr ihren Sohn zu schützen und mit Erfolg energisch zu leiten verstand.

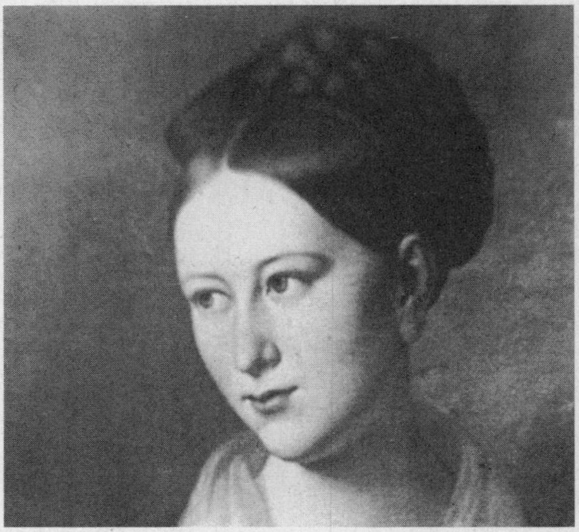

Abb. 1. Billroths Mutter (Familienbesitz der Familie Billroth).

Einige Passagen aus mehreren dieser Briefe aus Billroths Göttinger Studentenzeit aus Familienbesitz sollen dies anschaulich beweisen.

Frau Pastor Billroth hatte offenbar den Eindruck, daß die Übersiedlung nach Göttingen ihren Sohn glücklicherweise aus einem ihr nicht besonders genehmen Kreise entfernt hätte. Darum schrieb sie am 28. Juli 1849: «.. wenn Du am Schluß Deiner Ferien einige Tage bei mir sein könntest, würde ich mich herzlich freuen, aber mein liebes Kind, eine Himmelsangst habe ich, daß Du hier Deinen bösen Feinden wieder in die Arme läufst und Dich vom guten Wege abbringen läßt. Dieser Gedanke macht mir eine solche Angst, daß ich lieber darauf verzichten würde, Dich wieder zu sehen. Prüfe Dich genau, mein geliebtes Kind, ob du fest in Dir bist und dem leichtfertigen Treiben hier kurze Zeit widerstehen kannst». Ferner heißt es im selben Brief: «Von Baums kommen hier tragische Gerüchte. Daß er in wissenschaftlicher Hinsicht nicht gefunden, was er gehofft. Die Klinik sei kleiner wie hier. Er habe kaum vormittags zu thun, Praxis gar nicht. Kurz sie mäppeln sich gräßlich. Ich denke aber, es bewährt sich bei ihm das alte Sprichwort: lieber der erste in einer kleinen Stadt wie der letzte in Rom» [23].

Diese Bemerkung über Wilhelm Baum (1799–1883) dürfte auf sein Mißgeschick in Berlin deuten, wo er weder der Nachfolger des verstorbenen Klinikchefs Johann Friedrich Dieffenbach (1792–1847) wurde, noch auch die Leitung des Kranken- und Diakonissinnenhauses Bethanien antrat [9].

Ein Jahr später, am 19. Juli 1850, aber heißt es in einem Brief an ihren Sohn:

«Daß Du so interessante Stunden in Wagners Nähe hast, freut mich herzlich, sie werden Dir für Dein Leben Früchte bringen und Göttingen gewiß von großem Nutzen für Dich sein. Schreib mir doch, liebes Kind, wie Dein Plan für Berlin ist, ob Du da gleich Examen machen mußt und wann du dienen willst. Dir wird die Trennung von Baum recht schwer werden und in Berlin wird es Dir schwerlich gelingen, so in der Nähe bedeutender Männer leben zu können« [23].

Wie sehr seine Mutter aber neben allen Erlebnissen in Göttingen auch mit seiner Studieneinteilung vertraut war, zeigt ihr Schreiben vom 26. November 1850:

«Ich willige so gern in deinen Wunsch, noch bis Michaelis in Göttingen zu bleiben, wenn ich nur die Gewißheit habe, daß es Dir hier nicht nachgetragen werden kann, wenn Du so lange im Ausland studierst. Allein, ich setze auch von Dir voraus, mein geliebtes Kind, daß Du dich nach allem genau erkundigt hast, ehe Du den Wunsch entschieden gefaßt und ausgesprochen hast. Ich bin bei dem Gedanken, Dich in Göttingen zu wissen, so recht vom Herzen ruhig. Dein naher Umgang mit Baum kann nur günstig auf Dich in wissenschaftlicher Beziehung wirken und durch ihn trittst Du auch anderen bedeutenden Männern näher. Das gerade wirst Du in Berlin schmerzlich entbehren, fürchte ich sehr, und darum bleibe meinethalben in Göttingen… könntest Du in den Osterferien nicht hier oder in Berlin ein Examen abmachen? Überlege dies doch recht mit Baum und sage dem guten Mann meinen herzlichsten Gruß mit der Bitte von mir, Dir seinen väterlichen Rath zu ertheilen, da ich seinem Ausspruch mich gerne fügen und für Deine nächste Zukunft Dein Schicksal in seine Hände legen wollte. Ich habe wirklich kaum geglaubt, daß seine Zuneigung zu Dir in so einer gleich bleibenden Kraft sein würde, da einmal etwas Schwankendes bei aller seiner Vortrefflichkeit in seinem Charakter liegt. Es ist aber auch ein Beweis, daß bei Dir der wahre Sinn für Wissenschaft dauernd aufgegangen ist, mein theures Kind, und das freut mich innig, und Baum weiß diesen, wie Dein gutes Herz zu schätzen. Erhalte Dir die Liebe und die Achtung dieses bedeutenden Menschen» [23].

Wilhelm Baum schätzte seinen Schüler Billroth noch nach dem Studium, als er seine Entwicklung verfolgte, immer höher, und so schrieb er z.B. 1872 an seinen ehemaligen Schüler:

«Alles, was ich von Ihnen höre, erfrischt mich, Gott erhalte Sie so warm und lebendig und stark und rein» [86].

Bemerkenswert für Baums Einstellung zur klassischen Bildung der Chirurgen seiner Zeit ist übrigens im selben Brief auch die Kritik an einem jungen Kollegen: «Mir bangt etwas vor den Chirurgen, die keine klassische Bildung haben, wie Kocher neulich hier war und eine lateinische Dissertation zurückgab, weil er es nicht verstanden. Ohne Geschichte und ohne allgemeine Bildung wird unser Fach zum Handwerk, wovor uns Gott bewahren möge» [86].

So sehr Billroth immer ein hohes Niveau der Allgemeinbildung von seinen Schülern verlangte, gab es zwei Gründe, die ihm im Zusammenhang 1.) mit der Dissertation und 2.) mit dem Namen Kocher dieser Bemerkung kaum zustimmen ließen. Die sechste seiner in lateinischer Sprache abgefaßten Dissertation [5] beigegebene These lautet nämlich: «Dissertationes medicae inaugurales germano sermone scribendae sunt in Germania». Sein Lehrer Rudolf Wagner, dem er ein Exemplar seines Erstlingswerkes zukommen ließ, schrieb in einem mit 1. November 1852 datierten Brief auch noch zusätzlich: «… würde Ihre 6. These bereits haben von Ihnen selbst beobachtet werden können, so würde ich nicht bloß Ihre Dissertation sondern auch manche andere lieber und schneller lesen; ich gestehe dies offenherzig» [86].

Theodor Kocher (1841–1917), den Baum offenbar apostrophierte, erhielt im Jahre 1909 den Nobelpreis «für seine Arbeit über Physiologie, Pathologie und Chirurgie der Schilddrüse». Er war ein Schüler auch von Billroth und Bernhard v. Langenbeck. Im Jahre 1872 wurde er in Bern Nachfolger von Georg Albert Luecke (1829–1894), der damals an die neugegründete Kaiser-Wilhelm-Universität nach Straßburg berufen worden ist. Billroth, der sich bekanntlich später intensiv mit den Folgekrankheiten nach Thyreoidektomien auseinanderzusetzen hatte, schätzte damals an Kocher besonders seine Arbeiten über Hämostase nach Torsion von Arterien [72].

An seinen alten Göttinger Lehrer Baum aber schrieb Billroth fünf Jahre später (1877), als dieser bereits ein emeritierter Geheimrat war und den er hier als seinen innig geliebten Lehrer und Freund ansprach, folgendes: «… Sie waren doch der erste, der den Funken der Begeisterung für das Erhabene und Große in der Wissenschaft in meine damals noch schwankende Seele und noch schwankenderen Charakter warf» [29].

Weiter aber heißt es in dem selben Brief: «Außer Ihnen hat Wagner auf mich in Göttingen einen außerordentlichen Einfluß gehabt; auch er hatte die glücklichste Verbindung von künstlerischer Gestaltung und sinniger Naturbetrachtung. Seine Entwicklungsgeschichte ist für mich die Basis der Beobachtungsmethode geworden. Die Zitterrochenstudien mit ihm und Meissner führten mich mit einem Schlage zu dem Geheimnis, mit ausdauernder, unermüdlicher Beobachtung methodisch die kleinsten Formen und Vorgänge in der Natur zu belauschen und vorsichtig damit zu combinieren. Daß ich gerade von dieser Seite her durch die porta scientiarum naturalium nach und nach bis in den Tempel der Chirurgie gelangt bin, hängt mir immer noch an, ich ertappe mich oft darauf, daß mich der naturwissenschaftliche pathologische Vorgang bei den Kranken doch eigentlich mehr interessiert, als das therapeutische Resultat» [29]. Es scheint, daß man diese Selbstkritik in eine Reihe Billrothscher Äußerungen stellen darf, die ihn gelegentlich bis zu heftigen Selbstbeschuldigungen führte.

Rudolf Wagner (1805–1864) *(Abb. 2)* aber war jener Göttinger Physiologe, der im Zeitalter des sich immer breiter machenden «Positivismus» seinen spiritualistischen Standpunkt tapfer bewahrte und auch publizistisch uneingeschränkt vertrat. Diese Einstellung wollte Billroth offenbar mit dem Worte «sinnig» prägnant ausdrücken.

Allein dieses Wort klang einer späteren Generation außerordentlich fremd, so daß es in einer kurzen Lebensbeschreibung, die sich gerade an

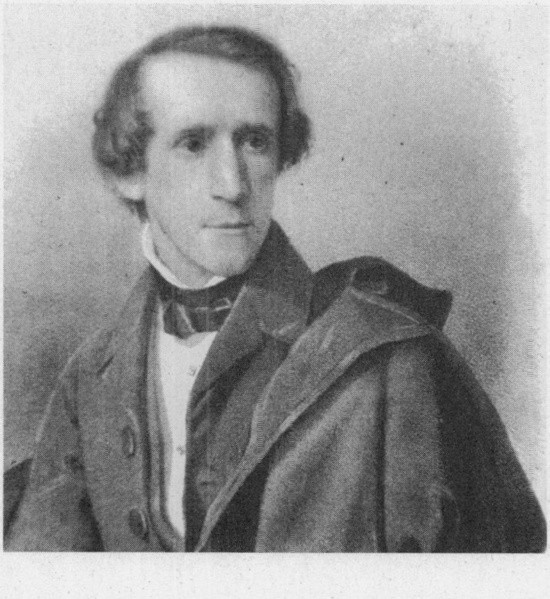

Abb. 2. Rudolf Wagner (1805–1864).

dieser Stelle eng an Billroths handschriftliche Autobiographie hielt, umgedeutet wurde. Hier heißt es nämlich: «... lernte er die Vorgänge der Natur innig betrachten» [32].

Rudolf Wagner war es auch, der mit seinen Schülern Billroth und Georg Meissner (1829–1905) *(Abb. 3),* an dessen Namen heute noch die von ihm gemeinsam mit Wagner entdeckten Tastkörperchen erinnern, eine Reise nach Triest unternahm, um dort «neurologische Untersuchungen» an Zitterrochen durchzuführen [96]. Die Reise begann am 14. August 1851 und schloß damit auch die gesamte Göttinger Zeit deshalb abrupt ab, weil Billroth bei seiner Rückkehr von Triest während seines Aufenthaltes in Wien postlagernd – von seinem Bruder Robert geschrieben – die Todesnachricht seiner Mutter vorfand [77].

«... sie wollte durchaus nicht, daß wir Dir schreiben sollten», hieß es in dem Brief, «um Deine Rückkehr zu beschleunigen... Anzug, Haube, Manschetten, Tuch hat sie schon vor einem Jahr zusammengesteckt und weggelegt. Es ist unbegreiflich, mit welcher Ruhe sie alles für ihren Tod bestimmt hat... Anfang Oktober erwarten wir Dich, dann wollen wir zusammen ihr Grab besuchen» [23]. Die Mutter war am 15. September 1851 gestorben.

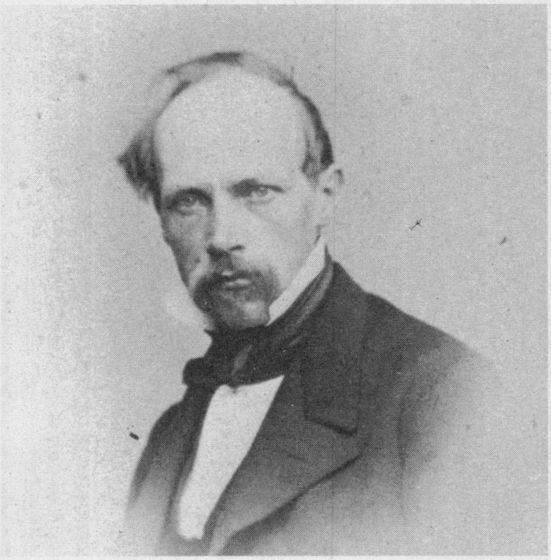

Abb. 3. Georg Meissner (1829–1905).

In der Selbstbiographie aber heißt es: «Von Wien kehrte Billroth direkt nach Berlin zurück, wo er sich im Herbst 1851 immatrikulieren ließ» [86]. Am 18. Oktober d.J. richtete er auch bereits aus Berlin an seinen Freund Meissner in Göttingen die Bitte, «mir möglichst bald, mein Anfangszeugnis zukommen zu lassen», und am 29. Oktober wurde Billroth bereits ein «Civis academicus berolinensis» [16].

Obwohl nach seiner eigenen Meinung Baum und Wagner die für ihn bedeutendsten Lehrer in Göttingen waren, sollten doch andere auch nicht vergessen werden, vor allem Konrad Martin Langenbeck (1776–1851) *(Abb.4),* der in den letzten Jahren seiner Lehrtätigkeit nur noch Anatomie vortrug. Bis 1849 hatte er auch die chirurgische Lehrkanzel inne, mußte damals aber aus politischen Gründen zurücktreten. Übrigens war er der Stiefbruder vom Vater des später wohl bedeutendsten Lehrers der Chirurgie und Chefs an der Klinik in Berlin, der Billroths Ausbildung vervollständigte, Bernhard v. Langenbeck (1810–1887) [73] *(Abb.5).*

Der Mathematiker Karl Friedrich Gauß (1777–1857) wird von Billroth zwar nicht unter seine Lehrer gezählt, war aber damals auch in Göttingen und hat gewiß einen allgemeinen Einfluß auf die jungen Mediziner genommen, auf alle Fälle dadurch, daß er Wilhelm Weber (1804–1891), den be-

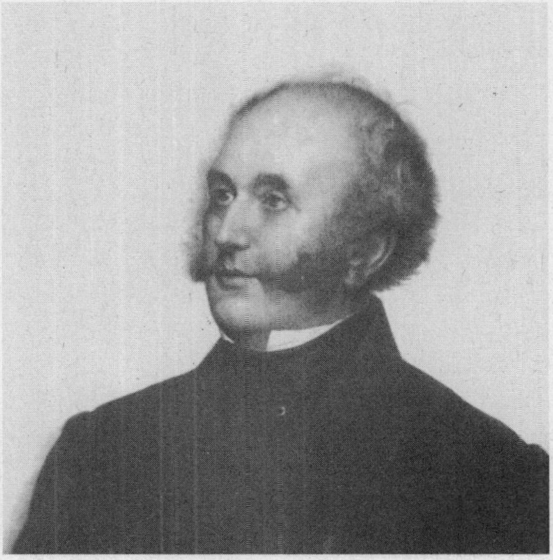

Abb. 4. Konrad Martin Langenbeck (1776–1851).

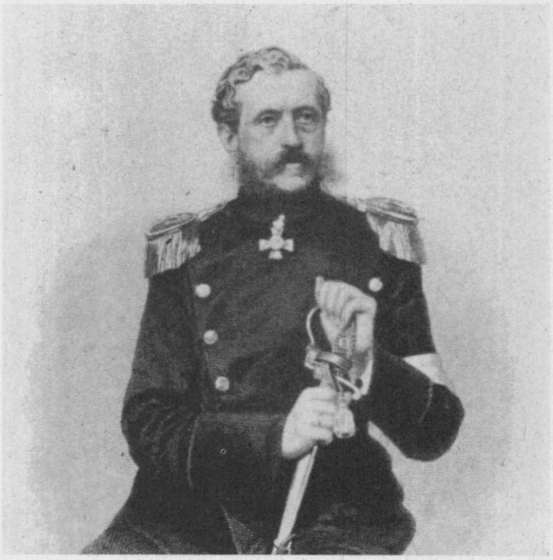

Abb. 5. Bernhard von Langenbeck (1810–1887).

deutenden Physiker, nach Göttingen gebracht hat, den Billroth hörte [57]. Auch Friedrich Wöhler (1800–1882), der Chemiker, der durch seine Harnstoffsynthese von 1828 bereits weitreichende Anerkennung besaß, war sein Lehrer. Er war bereits ein bekannter Gelehrter, als er Billroth in die Chemie einführte [57].

Die zwei Studienjahre in Göttingen, über die hier vor allem etwas Neues von Billroths Kontakten zu seiner Mutter und vor allem seinem Lehrer Baum berichtet werden konnte, aber charakterisierte sein Privatassistent, Freund und sein erster Biograph, der dirigierende Arzt des Rudolfinerhauses Wien Robert Gersuny (1844–1924) mit folgenden Worten: «In Göttingen erwachte bei Billroth das Interesse für die Naturwissenschaften; aus dem lässigen Studenten wurde unter dem Einfluß der hervorragenden Professoren an der medizinischen Fakultät ein unermüdlicher Arbeiter, und ein solcher blieb er bis an sein Lebensende» [32].

em. Prof. Dr. H. Wyklicky,
Institut für Geschichte der Medizin, Universität Wien,
Währinger Straße 13a
A-1090 Wien (Österreich)

Theodor Billroth – ein Leben für die Chirurgie, Karger 1992, pp 19 – 27

III. Theodor Billroth in Berlin

H. Wolff, I. Kreyer
Chirurgische Klinik, Humboldt-Universität Berlin

«... ein Leben ohne Schaffen, ohne Arbeit, ist doch eigentlich kein Leben, nicht des Atems Mühe wert» [25] – war der Grundsatz Theodor Billroths, einem der größten deutschen Chirurgen. Dieser Lebensmaxime war auch seine Berliner Zeit gewidmet.

Der Weg hatte ihn, seinem Lehrer Professor Baum folgend, zunächst über Greifswald nach Göttingen geführt. Er schätzte dort besonders den Physiologen Rudolf Wagner, der ihn die Liebe zur Mikrobiologie lehrte und mit dem er gemeinsam histologische Studien durchführte. Diese Forschun-

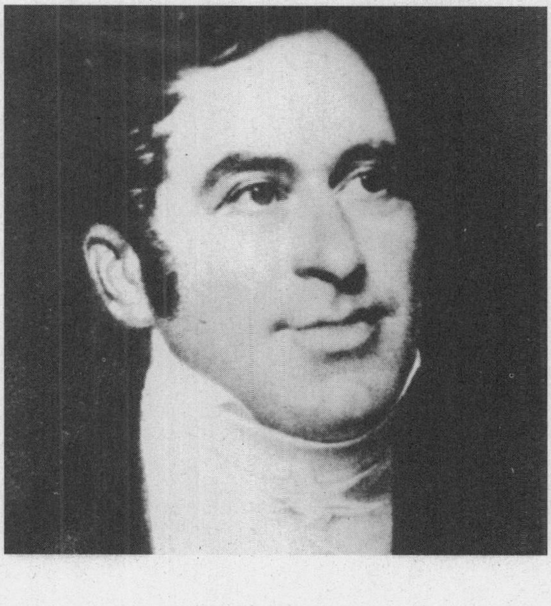

Abb. 1. Johannes Lucas Schoenlein (1793–1864).

gen führten ihn 1851 auf eine Studienreise von Triest über Gießen, Marburg und Heidelberg nach Wien. Dort erfuhr er vom Tod seiner Mutter.

Nach den Trauerfeierlichkeiten setzte er – durch die finanzielle Unterstützung seiner Großeltern ermöglicht – seine Studien noch 1851 in Berlin fort. Hier lehrten u.a. v. Langenbeck, Schoenlein *(Abb. 1)*, Traube und Reinhart. In einem Brief an Professor Baum vom 9. 11. 1851 schreibt er über seine Berliner Lehrer: «Ohne mir ein Urteil über meine jetzigen Lehrer anmaßen zu wollen, gefällt mir von allen Schoenlein am besten. Langenbeck operiert sehr schön; doch will es mir zuweilen scheinen, als suche er seine Operationen mehr zu entschuldigen als zu motivieren. Er operierte vor einigen Tagen das Rezidiv einer Geschwulst der Brust, die sie 1841 in Danzig amputiert haben. Was für eine Geschwulst es sein sollte, ist mir nicht klar geworden; man nennt hier alles Hypertrophie oder Degeneration.

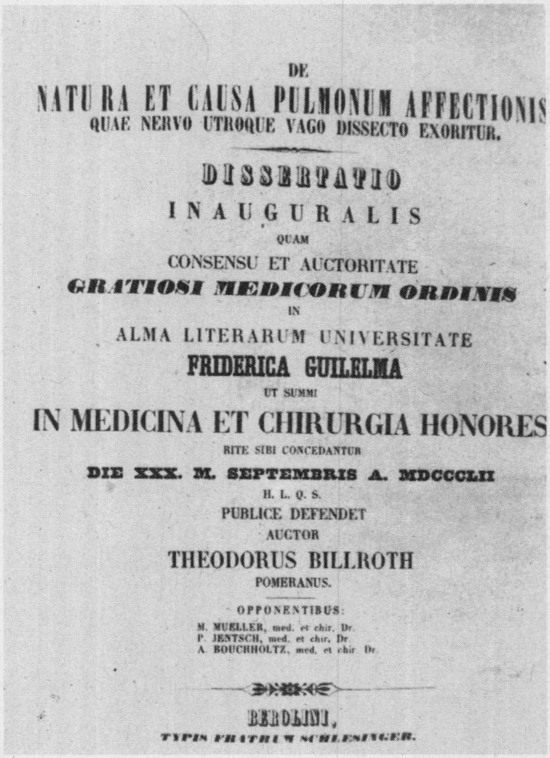
DE
NATURA ET CAUSA PULMONUM AFFECTIONIS
QUAE NERVO UTROQUE VAGO DISSECTO EXORITUR.
DISSERTATIO
INAUGURALIS
QUAM
CONSENSU ET AUCTORITATE
GRATIOSI MEDICORUM ORDINIS
IN
ALMA LITERARUM UNIVERSITATE
FRIDERICA GUILELMA
UT SUMMI
IN MEDICINA ET CHIRURGIA HONORES
RITE SIBI CONCEDANTUR
DIE XXX. M. SEPTEMBRIS A. MDCCCLII
H. L. Q. S.
PUBLICE DEFENDET
AUCTOR
THEODORUS BILLROTH
POMERANUS.
OPPONENTIBUS:
M. MUELLER, med. et chir. Dr.
P. JENTSCH, med. et chir. Dr.
A. BOUCHHOLTZ, med. et chir. Dr.
BEROLINI,
TYPIS FRATRUM SCHLESINGER.

Abb. 2. Titelseite der Promotionsschrift Theodor Billroths vom 30. 9. 1852.

– Die pathologische Anatomie bei Reinhardt gefällt mir sehr. Obgleich ich sie bereits einmal bei Frerichs gehört habe, so konnte ich doch nicht unterlassen, sie von neuem zu hören, da es mir das einzige Colleg hier zu sein scheint, wo man hört, was in der wissenschaftlichen Welt vorgeht. ... Die Hauptsache hier in Berlin ist mir, daß man viele Kranke sieht; wer einzig und allein hier studieren wollte, würde, glaube ich, schwerlich ein für's Leben praktischer Arzt werden; wie wenige von uns werden künftig so gestellt sein, daß sie die Nachbehandlung von ihren Assistenten leiten lassen können» [25].

Diese Einschätzung ist wohl als ausgesprochen kritisch zu betrachten, denn diese Ausbildung gab ihm das Rüstzeug zu einem der größten Chirurgen.

Elf Monate später, am 30. 9. 1852, promovierte Billroth mit der Arbeit «De natura et causa pulmonum affectionis, quae nervo utroque vago dissecto exoritur» *(Abb. 2)*. Die lateinisch abgefaßte Arbeit widmete er seinem Freund und Lehrer W. Baum.

Im folgenden Wintersemester legte Billroth das Staatsexamen ab, leistete anschließend seinen Militärdienst und unternahm im April 1853 eine Studienreise nach Paris und Wien. Noch im Herbst desselben Jahres kehrte er nach Berlin zurück, um sich als praktischer Arzt niederzulassen. Damit wollte er erstmalig finanzielle Unabhängigkeit erlangen. Doch nach zweimonatiger Praxis ohne die Konsultation auch nur eines Patienten konnten ihm sein Studienfreund Fock und der Zufall aus dieser deprimierenden Situation heraus zu einer Assistentenstelle bei v. Langenbeck an der Chirurgischen Klinik in der Ziegelstraße verhelfen. An seinem Chef, Bernhard v. Langenbeck, begeisterten Billroth immer wieder die operativen Fähigkeiten, jedoch vertrat Billroth scheinbar in der Indikationsstellung eine weit strengere Ansicht.

Trotz der ihm durch v. Langenbeck zuteil werdenden Unterstützung waren für Billroth besonders die Anfangsjahre seiner akademischen Laufbahn nicht von allen Unebenheiten befreit. So widmete er in seinen ersten Jahren den Großteil seiner Arbeitszeit der pathologischen Histologie. Er selbst dazu: «Es bleibt dem Anfänger in der Chirurgie nicht viel anderes übrig; Jahre vergehen, selbst in sehr großen Kliniken, bis die Assistenten so viel gesehen haben, daß sie aus eigener Erfahrung mitreden könnten; ... Der Assistent, welcher selbst Forscher sein oder werden will, muß sich also ein Gebiet sichern, auf dem er ganz frei, ganz souverän ist; dazu ist nun die pathologische Histologie und die experimentelle Pathologie sehr geeignet» [6].

Aus dieser Zeit stammen u.a. seine Arbeiten «Über den Bau der Schleimpolypen» und «Untersuchungen über die Entwicklung der Blutgefäße» *(Abb. 3, 4)*.

Die restliche Arbeitszeit war Billroth klinisch tätig und sammelte dort an der Seite v. Langenbecks wichtige Erfahrungen für seine spätere Tätigkeit. Diese klinische Arbeit war wohl recht beschaulich. So schrieb Billroth am 17. 11. 1856 an Baum: «Langenbeck ist recht frisch von seiner Reise zurückgekehrt und beschämt die Assistenten durch seine Ausdauer. Seine Klinik dauert mit Visite jetzt zu unserem größten Entsetzen bisweilen drei Stunden» [25].

Im Jahre 1856 war der Lehrstuhl für Pathologische Anatomie in Berlin vakant geworden, und es standen Rudolf Virchow und nach Einschätzung Billroths er selbst als zweiter Bewerber zur Wahl. Virchow wurde von der Fakultät berufen *(Abb. 5)*. Wenn Billroth damals auch formulierte, es nicht

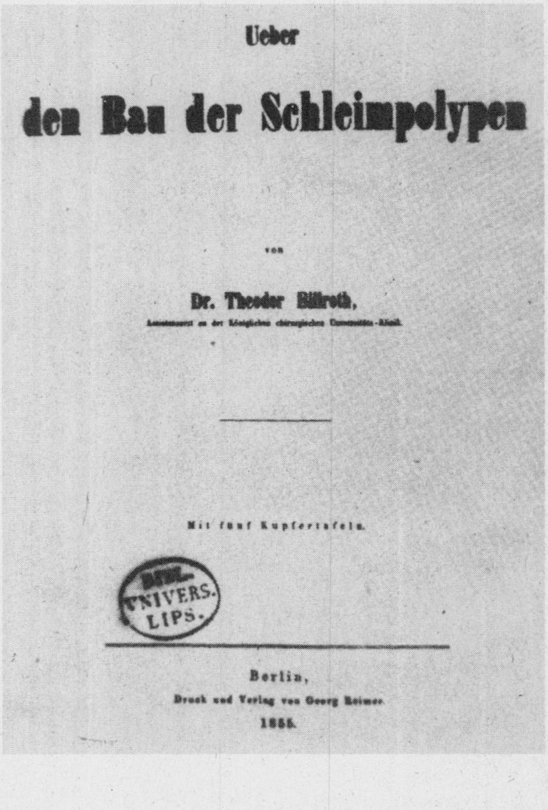
Ueber

den Bau der Schleimpolypen

von

Dr. Theodor Billroth,

Mit fünf Kupfertafeln.

BIBL. UNIVERS. LIPS.

Berlin,

Druck und Verlag von Georg Reimer.

1855.

Abb. 3. Titelblatt der Arbeit Theodor Billroths «Über den Bau der Schleimpolypen», Berlin 1855.

für unehrenhaft zu halten, gegen Virchow aus dem Feld geschlagen worden zu sein, lassen folgende Passagen seines Briefes an Baum vom 4. 5. 1856 doch auch Niedergeschlagenheit und Trauer sowohl über die Ablehnung als auch die Unterstützung für Virchow durch den König Friedrich Wilhelm IV. vermuten: «Ich bedauere dies um so mehr, als meine Beobachtungen und die Art meiner Untersuchung mit seinen (Försters) Resultaten am meisten übereinstimmen, und seine streng wissenschaftliche, objektive Richtung mich mehr anzieht als die Schöpfungen Virchows, welche zwar frappante Glanzlichter, aber auch sehr tiefe Schatten zeigen und ihre Wirkungen zum Teil der zeitlichen Beleuchtung allein verdanken. Sein jetziger definitiver Eintritt in die hiesige Fakultät wird unzweifelhaft einen Wendepunkt der hiesigen medizinischen Verhältnisse mit sich bringen. Es ist ein Schritt, welchen man dem Ministerium und besonders dem König nicht hoch genug anrechnen kann, indem letzterer den ausdrücklichen Wunsch geäußert hat-

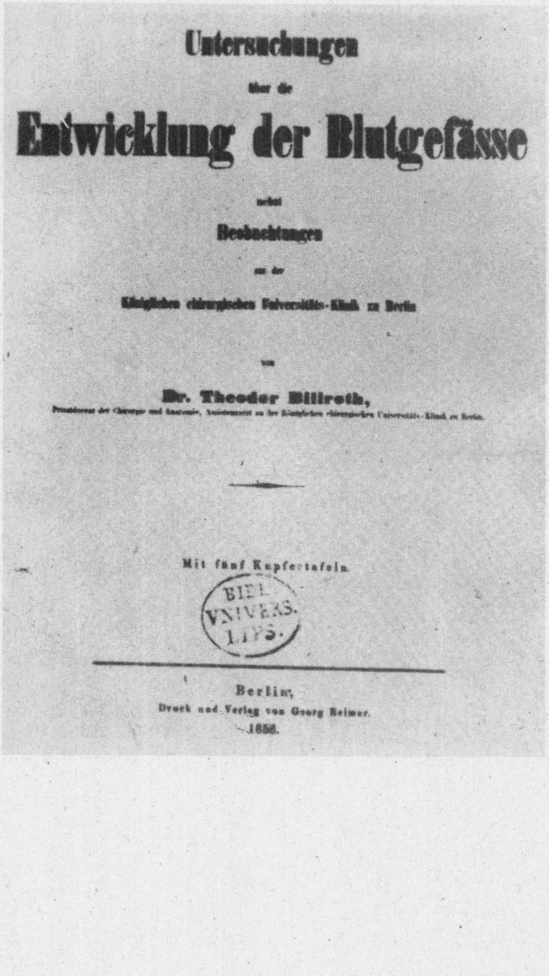
Untersuchungen

über die

Entwicklung der Blutgefässe

nebst

Beobachtungen

aus der

Königlichen chirurgischen Universitäts-Klinik zu Berlin

von

Dr. Theodor Billroth,

[illegible]

Mit fünf Kupfertafeln.

Berlin,

Druck und Verlag von Georg Reimer.

1856.

Abb. 4. Titelblatt der Arbeit Theodor Billroths «Untersuchungen über die Entwicklung der Blutgefässe», Berlin 1856.

te, daß, wenn die Berufung Virchows von der Fakultät als ein wissenschaftlicher Vorteil erachtet würde, jegliche Rücksichten auf die politische Person Virchows schwinden sollten. Die Überwindung dieser politischen und dann pekuniären Verhältnisse, indem es sich um die Dotierung einer neuen Professur handelte, waren sehr große» [25].

Im Jahre 1856 wurde Billroth Privatdozent für Chirurgie und pathologische Anatomie und hielt im Sommersemester Vorlesungen über pathologische und mikroskopische Anatomie. Später, nachdem Virchow seine Arbeit aufgenommen hatte, gab er erstere auf und las dafür über allgemeine und spezielle Chirurgie.

Trotz dieser Entwicklung und der damit verbundenen Absicherung wollte Billroth Berlin verlassen. Am 11. 11. 1857 beschreibt er die Gründe für seine Ambitionen an His: «. . . ich habe eine besondere Freude darüber, daß Sie der reinen idealen Wissenschaft . . . erhalten bleiben da die Neuzeit leider oft genug gelehrt hat, daß die Praxis alles verschlingt. Ich betrachte mich jetzt schon völlig verloren und tue mir selber leid; . . . ich habe in diesem Winter übernommen, selbständige Operationskurse zu halten und bin dadurch so überstürzt, daß ich täglich zwei Stunden operieren lassen muß. Außerdem ist mein Colleg über Chirurgie wider Erwarten zahlreich, es scheint, ich werde hier jetzt zur Modefigur. Die natürliche Folge hiervon

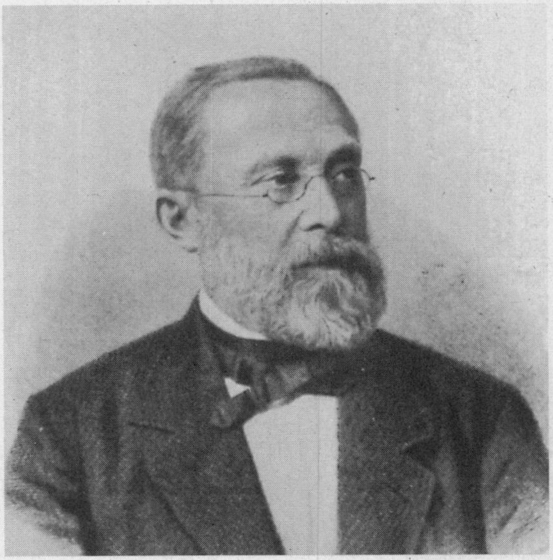

Abb. 5. Ludwig Rudolf Carl Virchow (1821–1902).

ist gewesen, daß ich mein Colleg über Histologie vollständig aufgegeben habe, und damit offiziell aus der Reihe der hiesigen Mikroskopiker ausgeschieden bin. … Das alles ist weniger zu verwundern; es mußte so kommen, und ich habe es gewünscht; doch worüber ich selbst fast staune, ist, daß ich mich entschlossen habe, die Universitätskarriere ganz aufzugeben und mich um die Stelle des Städtischen Krankenhauses in Danzig bewerbe» [25]. Auch Baum gegenüber äußerte er sich am 20. 11. 1857 entsprechend. «Doch Sie wissen, wie es hier ist, es treibt und unterstützt sich hier alles, und selten hat man ruhige Momente, und in diesen ist man erschöpft. Ich freue mich, wenn ich endlich einmal in eine wenigstens etwas ruhigere Lage kommen sollte… Soll ich wiederum in eine abhängige Stellung treten, so habe ich keinen Grund, die jetzige zu verlassen, wo ich das Wohlwollen meiner Vorgesetzten in so hohem Maße besitze, wie ich es niemals zu hoffen wagte» [25].

Als Professor Wagner im Frühjahr 1858 von Danzig nach Königsberg wechselte, bewarb sich Billroth um die Stelle als Direktor des Stadtlazarettes von Danzig, hatte aber keinen Erfolg. Dagegen lehnte er den Ruf an die Universität Greifswald als Professor für Pathologische Anatomie ab. Diesen Schritt begründete er Baum am 7. 4. 1858 wie folgt: «Die Greifswalder Universität wünscht mich für Pohl als Professor extraord. für Pathologische Anatomie. Doch ist die Dotation dieser Stelle gar zu dürftig im Verhältnis zu meiner hiesigen Einnahme; und außerdem habe ich zu wenig Interesse an der pathologischen Anatomie» [25].

Einen Ausdruck seiner besonderen Wertschätzung brachte v. Langenbeck Billroth entgegen, als er ihm erlaubte, nach seiner Heirat mit Christel Michaelis am 20. 8. 1858 in Reinhardtsbrunn (Thüringen), eine gemeinsame Wohnung in der Luisenstraße in Berlin zu beziehen und nicht mehr in der Klinik zu wohnen. Für Billroths finanzielle Situation erwies es sich als positiv, daß seine Gattin nicht ganz unvermögend war, da er als Privatdozent kein festes Gehalt von der Fakultät bezog. Trotz allem zog es Billroth weiterhin von Berlin fort, da er sich nach einer verantwortungsvollen, selbständigen Stellung sehnte [30]. 1859 war es dann soweit. Der Lehrstuhl für Chirurgie am Kantonspital in Zürich war zu besetzen. Jedoch nahm die Fakultät in erster Instanz Professor Nussbaum an. Seine tiefe Enttäuschung äußerte Billroth darüber zu Fock am 15. 12. 1859. «Ich für meine Person habe in neuester Zeit einen Kummer gehabt, der mich sehr gekränkt hatte, da ich begründete Aussichten auf die Professur in Zürich hatte, die sich leider nicht realisierte, so daß ich nun wieder hier sitzen bleibe. Ich habe auffallendes Pech mit meinen Bewerbungen nach außerhalb; es scheint, daß ich durchaus hier verkümmern solle. Einst flogen meine Pläne hoch, jetzt bin ich zufrieden, meine Existenz hier gesichert zu sehen» [25].

Jedoch bereits am 24. 12. 1959 traf der Brief zur Berufung Billroths von der Züricher Fakultät ein, da Nussbaum abgelehnt hatte. Am 1. 4. 1860 trat Billroth sein Amt als ordentlicher Professor für Chirurgie am Kantonspital in Zürich an und beendete damit seine Berliner Zeit.

Noch zweimal wurde an Billroth die Frage einer Rückkehr nach Berlin herangetragen. Erstmals nach dem Ausscheiden Jünkens im Jahre 1869, als ihn die Fakultät primo loco für die Professur der Chirurgischen Klinik in der Charité vorgeschlagen hatte. Doch berufen wurde Professor v. Bardeleben. Dazu Billroth in einem Schreiben an Professor Esmarch vom 9. 1. 1869: «Eine Berufung nach Berlin habe ich nie gehabt. Warum mir die Berliner Fakultät die Ehre angetan hat, mich primo loco vorzuschlagen, weiß ich heute noch nicht; doch weiß ich sicher, daß jedes Mitglied der Fakultät wußte, daß Bardeleben schon ernannt war» [25].

Nach dem Rücktritt v. Langenbecks erhielt Billroth nochmals einen Ruf nach Berlin unter glänzendsten Bedingungen und mit der freundschaftlichsten Bitte v. Langenbecks, seine Nachfolge anzutreten. Doch Billroth lehnte mit der Begründung seines Wirkungksreises in Wien ab. Das soziale und künstlerische Leben, insbesondere seine enge Freundschaft zu Johannes Brahms, fesselten ihn an die schöne Kaiserstadt [17, 35] *(Abb. 6)*.

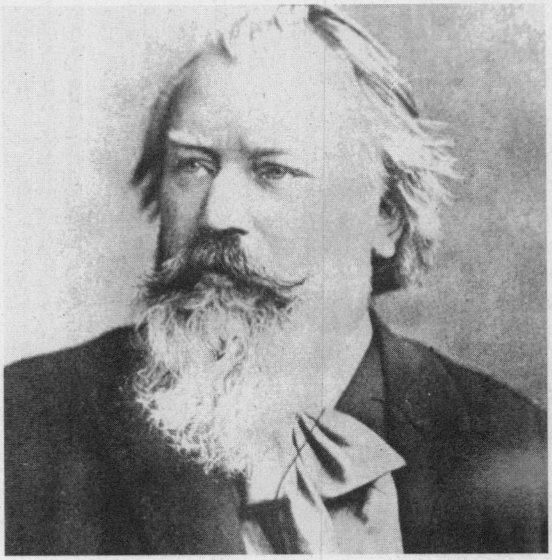

Abb. 6. Johannes Brahms (1833–1897).

Der Versuch, einen Überblick zum Wirken dieses großen Chirurgen in Berlin zu geben, läßt sich treffend mit einem Gedicht abschließen, welches Billroth 1891 seinem Freund Brahms sandte:

«… Ich kann's nicht ertragen,
wie mich die Menschen täglich, stündlich quälen,
wie sie Unmögliches von mir begehren!
Weil ich ein wenig tiefer wohl als andere
in der Natur geheimstes Wesen drang,
so meinen sie, ich könnte – gleich den Göttern –
durch Wunder Leiden nehmen, Glück erzaubern,
und ich bin doch nur ein Mensch wie andre auch.
Ach, wüßtet ihr, wie's in mir wallte, siedet,
und wie mein Herz den Schlag zurückhält,
wenn ich statt Heilung mit unsicheren Worten
kaum Trost kann sprechen den Verlorenen…
… Was soll aus mir werden,
aus mir, dem viel bewunderten, hilflosen Mann?»

Es waren neun Jahre, die Billroth in Berlin verbrachte, Jahre, die ihn sehr prägten, aber deren Wert ihm erst bewußt wurde, als sein Weg über Zürich nach Wien sicher war.

Prof. Dr. H. Wolff,
Chirurgische Klinik, Medizinische Fakultät (Charité) Humboldt-Universität,
Schumannstraße 20/21
O-1040 Berlin (BRD)

Theodor Billroth – ein Leben für die Chirurgie, Karger 1992, pp 28 – 51

IV. Die Entwicklung der Magenchirurgie im 19. Jahrhundert

W. Kozuschek, C. Waleczek

Chirurgische Klinik, Ruhr-Universität Bochum

Die Operationen am Magen sind heute weitgehend standardisiert und finden Anwendung in der täglichen Routine nahezu jeder chirurgischen Klinik. Sie sind darüber hinaus selbstverständlicher Bestandteil der Ausbildung jedes Chirurgen. Die Probleme, denen sich die Pioniere der Magenchirurgie gegenübersahen, sind heute kaum mehr vorstellbar.

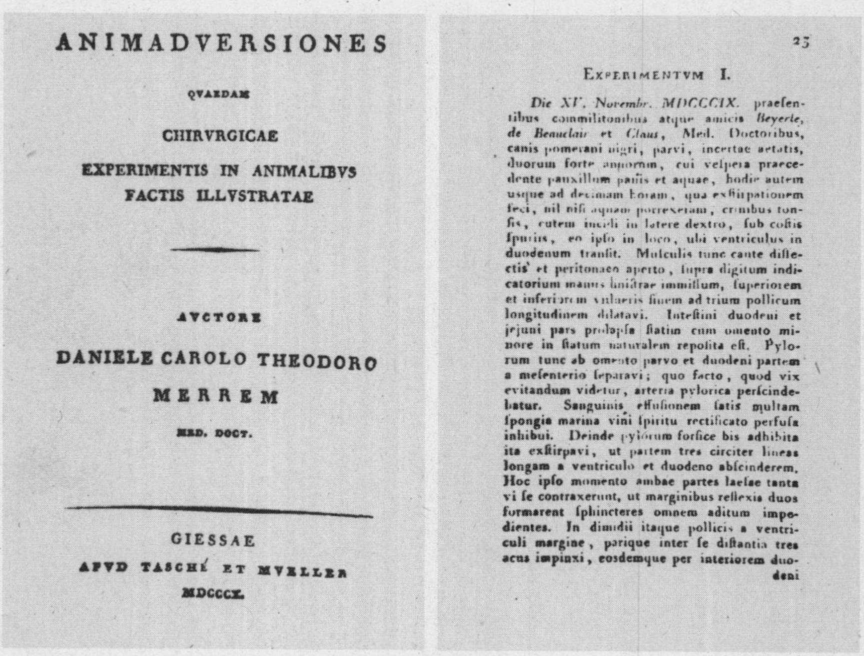

ANIMADVERSIONES

QVAEDAM

CHIRVRGICAE

EXPERIMENTIS IN ANIMALIBVS

FACTIS ILLVSTRATAE

AVCTORE

DANIELE CAROLO THEODORO

MERREM

MED. DOCT.

GIESSAE

APVD TASCHÉ ET MVELLER

MDCCCX.

25

EXPERIMENTVM I.

Die XV. Novembr. MDCCCIX. praeſentibus commilitonibus atque amicis *Beyerle, de Beauclair* et *Claus*, Med. Doctoribus, canis pomerani nigri, parvi, incertae aetatis, duorum forte annorum, cui veſpera praecedente pauxillum panis et aquae, hodie autem usque ad decimam horam, qua exſtirpationem feci, nil niſi aquam porrexeram, crinibus tonſis, cutem incidi in latere dextro, ſub coſtis ſpuriis, eo ipſo in loco, ubi ventriculus in duodenum tranſit. Muſculis tunc caute diſſectis et peritonaeo aperto, ſupra digitum indicatorium manus ſiniſtrae immiſſum, ſuperiorem et inferiorem vulneris finem ad trium pollicum longitudinem dilatavi. Inteſtini duodeni et jejuni pars prolapſa ſtatim cum omento minore in ſtatum naturalem repoſita eſt. Pylorum tunc ab omento parvo et duodeni partem a meſenterio ſeparavi; quo facto, quod vix evitandum videtur, arteria pylorica perſcindebatur. Sanguinis effuſionem ſatis multam ſpongia marina vini ſpiritu rectificato perfuſa inhibui. Deinde pylorum forfice bis adhibita ita exſtirpavi, ut partem tres circiter lineas longam a ventriculo et duodeno abſcinderem. Hoc ipſo momento ambae partes laeſae tanta vi ſe contraxerunt, ut marginibus reflexis duos formarent ſphincteres omnem aditum impedientes. In dimidii itaque pollicis a ventriculi margine, parique inter ſe diſtantia tres acus impinxi, eosdemque per interiorem duodeni

Abb. 1 Titelblatt und Textseite der ersten Publikation über tierexperimentelle Pylorusresektionen von C. Th. Merrem (1790–1859).

Es war der Glaube, eine Magenwunde könne nicht heilen, da es nach Eröffnung der Magenwand zum Austritt zerstörerischer Verdauungssäfte käme, der unter den Chirurgen bis in die zweite Hälfte des 19. Jahrhunderts bestimmend war.

So schrieb E. Blasius in seinem «Handbuch für Akiurgie» (Chirurgie): «Den Vorschlag, welchen Daniel Carl Theodor Merrem (um 1811) machte, den krebsigen Pylorus beim Menschen zu exstirpieren, erwähnen wir nur als Kuriosum. Er stützt sich auf seine Versuche an drei Hunden, denen er den Pylorus exstirpiert hatte, welche indes sämtlich starben» [14].

Tatsächlich waren es die bahnbrechenden und von seinen Zeitgenossen in ihrer Bedeutung verkannten Experimente Merrems (1790–1859), die die Per-primam-Heilung der Schleimhäute bewiesen. Er resezierte 1810 bei drei Hunden den Pylorus und vereinigte Magen und Dodenum durch Invagination und Gastrorrhaphie. Ein Hund starb einen Tag nach der Operation an einer Peritonitis, ein weiterer nach 22 Tagen an Inanition. Der dritte Hund überlebte, wurde aber nach 27 Tagen gestohlen.

Merrem veröffentlichte in «Animadversiones» [67] *(Abb. 1)* sein operatives Vorgehen. Er hielt den Eingriff auch beim Menschen mit einem Pyloruskarzinom für möglich, wurde jedoch verspottet.

Noch G. B. Günther gab die allgemeine Lehrmeinung in seinem «Handbuch von der blutigen Operation am menschlichen Körper» von 1860 folgendermaßen wieder:

Exstirpation des Pylorus. *

Merrem hat bei Skirrhus des Pylorus, wenn Heilung durch Arzneien unmöglich ist, denselben nach gemachtem Bauchschnitte zu exstirpiren und darauf Magen und Duodenum zusammenzuheften vorgeschlagen. Die von ihm und **Michaelis** an Thieren angestellten Versuche waren ungenügend, würden aber überhaupt nicht entscheiden können. **Langenbeck** urtheilt richtig, daß die Oper. dem unrettbaren Kranken nur einen schnelleren und qualvolleren Tod bereiten würde.

Abb. 2. Aus: Lehre von den blutigen Operationen am menschlichen Körper, G. B. Günther 1860.

«Langenbeck urtheilt richtig, daß die Operation dem unrettbaren Kranken nur einen schnelleren und qualvolleren Tod bereiten würde» [34] (Abb. 2).

Merrems Versuche gerieten in Vergessenheit. Auch die Inaugierung der sero-serösen Darmnaht durch Antoine Lembert (1826) [63] fand keine Übertragung auf die Verhältnisse am Magen.

So blieb das Problem der karzinomatösen Magenausgangsstenose weiter ungelöst. Auch die alleinige Entlastung des Magens über eine Sonde brachte nicht weiter.

Es waren gerade die Mißerfolge bei der Behandlung der Magenausgangsstenose mittels einer Magenpumpe, die den Internisten Kußmaul 1869 resignierend feststellen ließen *(Abb. 3):*

«Zu den qualvollsten Leiden des Menschen gehört unstreitig die weitgediehene Erweiterung des Magens, die aus Verengung und Verschluß des Pförtners hervorgeht.»

Er verlieh der Hoffnung Ausdruck, daß «. . . es kühneren Geschlechtern einer fernen Zukunft(!) vielleicht möglich sein werde, die Pylorusstenose auf chirurgischem Wege zu beseitigen» [61].

Kußmaul war es vergönnt, noch zu Lebzeiten die erfolgreiche Pylorusresektion im Experiment, aber auch am Menschen mitzuerleben.

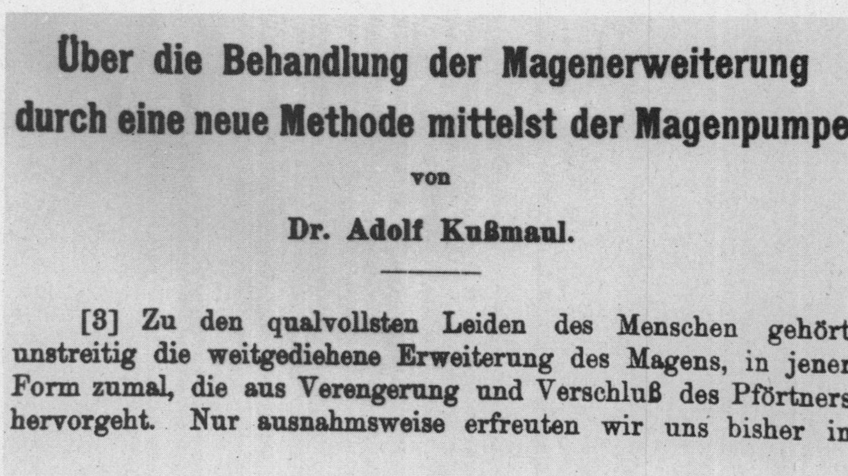

Über die Behandlung der Magenerweiterung durch eine neue Methode mittelst der Magenpumpe

von

Dr. Adolf Kußmaul.

[3] Zu den qualvollsten Leiden des Menschen gehört unstreitig die weitgediehene Erweiterung des Magens, in jener Form zumal, die aus Verengerung und Verschluß des Pförtners hervorgeht. Nur ausnahmsweise erfreuten wir uns bisher in

Abb. 3. Veröffentlichung Kußmauls zur Behandlung der Magenausgangsstenose mittels Magenpumpe.

Wegbereiter hierzu waren (auf Betreiben ihres Lehrers Theodor Billroth) Carl Gussenbauer (1842–1903) und Alexander von Winiwarter (1848–1917), die den Gedanken einer operativen Behandlung des pylorusnahen Magenkarzinoms aufgriffen und 1874 bei sieben Hunden eine Magenresektion durchführten. Die Anastomose zwischen Magen und Duodenum wurde mit Einzelknopfnähten durchgeführt. Fünf Hunde starben infolge einer Peritonitis, die weiteren waren nach fünf bzw. acht Monaten wohlauf.

In der Veröffentlichung der Ergebnisse ihrer systematischen Experimente *(Abb. 4)*, die insbesondere eine gründliche Auswertung der Sektionsprotokolle des Pathologischen Instituts in Wien beinhaltete, erklären Gussenbauer und v. Winiwarter 1876: «Wenn es möglich wäre, auf operativem Wege Carcinome des Magens gründlich zu entfernen, ohne durch die Operation direkt das Leben zu gefährden, so würde die Exstirpation der Magencarcinome selbst noch berechtigt sein, wenn ihrer möglichen Folgen wegen ein verhältnismäßig kleiner Bruchteil der Kranken genesen würde» [36].

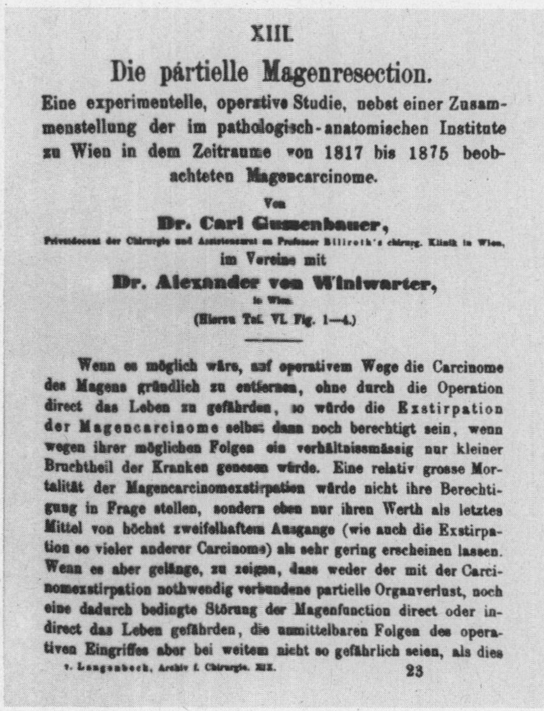
XIII.

Die partielle Magenresection.

Eine experimentelle, operative Studie, nebst einer Zusammenstellung der im pathologisch-anatomischen Institute zu Wien in dem Zeitraume von 1817 bis 1875 beobachteten Magencarcinome.

Von

Dr. Carl Gussenbauer,

Privatdocent der Chirurgie und Assistenzarzt an Professor Billroth's chirurg. Klinik in Wien,

im Vereine mit

Dr. Alexander von Winiwarter,

in Wien.

(Hierzu Taf. VI. Fig. 1—4.)

Wenn es möglich wäre, auf operativem Wege die Carcinome des Magens gründlich zu entfernen, ohne durch die Operation direct das Leben zu gefährden, so würde die Exstirpation der Magencarcinome selbst dann noch berechtigt sein, wenn wegen ihrer möglichen Folgen ein verhältnissmässig nur kleiner Bruchtheil der Kranken genesen würde. Eine relativ grosse Mortalität der Magencarcinomexstirpation würde nicht ihre Berechtigung in Frage stellen, sondern eben nur ihren Werth als letztes Mittel von höchst zweifelhaftem Ausgange (wie auch die Exstirpation so vieler anderer Carcinome) als sehr gering erscheinen lassen. Wenn es aber gelänge, zu zeigen, dass weder der mit der Carcinomexstirpation nothwendig verbundene partielle Organverlust, noch eine dadurch bedingte Störung der Magenfunction direct oder indirect das Leben gefährden, die unmittelbaren Folgen des operativen Eingriffes aber bei weitem nicht so gefährlich seien, als dies

v. Langenbeck, Archiv f. Chirurgie. XIX. 23

Abb. 4. Erste Mitteilung von C. Gussenbauer und A. v. Winiwarter (1876) über die partielle Magenresektion.

Die Versuche von Gussenbauer und v. Winiwarter aufnehmend unternahm Franz Ferdinand Kaiser (1851–1926) unter Anleitung Czernys in Freiburg 1876 den Versuch, bei Hunden fast den ganzen Magen zu resezieren *(Abb. 5)*. Kaiser schrieb 1878. «Welch ein Triumph wäre es, den Magen ganz auszuschalten und doch die Verdauung ungestört vor sich gehen zu sehen.»

Von 14 operierten Hunden überlebten fünf, einer davon mehr als fünf Jahre. Durch die Ergebnisse seiner Experimente ermutigt, versprach auch Kaiser der Magenresektion beim Karzinom eine große Zukunft, wenn er zum Abschluß seiner Ausführung schrieb: «Ich zweifle nicht, daß Billroths prophetisches Wort über die Exstirpation eines carcinomatös degenerierten Magenstückes bald in Erfüllung gehen wird» [45].

Auf die Veröffentlichung Kaisers erfolgte im Januar 1881 die Arbeit von Victor Wehr (1852–1905) aus der Privatklinik von Ludwig Ritter von Rydygier (1850–1920) in Culm an der Weichsel *(Abb. 6)*. Wehr hatte in der Zeit von November 1880 bis März 1881 19 Tiere operiert. Über die Erforschung des eigentlichen Operationsprinzips hinausgehend hatten diese Ver-

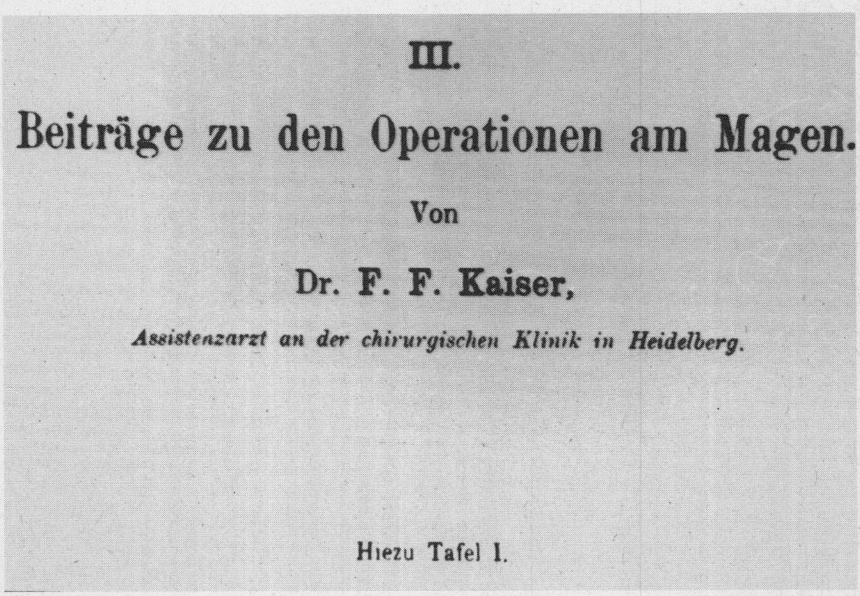

III.

Beiträge zu den Operationen am Magen.

Von

Dr. F. F. Kaiser,

Assistenzarzt an der chirurgischen Klinik in Heidelberg.

Hiezu Tafel I.

Abb. 5. Titelblatt der Arbeit F. F. Kaisers aus Czerny: «Beiträge zur operativen Chirurgie», Enke-Verlag, Stuttgart, 1878.

suche bereits die Aufgabe, «... die Operationstechnik beim Pyloruskarzinom festzustellen, welche am meisten geeignet wäre, auch beim Menschen den Erfolg der Operation zu sichern» [97].

Es ist unzweifelhaft, daß Merrem, Gussenbauer und v. Winiwarter, Kaiser und Wehr durch ihre Tierexperimente die Grundlagen der resezierenden Magenchirurgie gelegt haben. Sie konnten beweisen, daß die Pylorusresektion ausführbar ist, und daß durch den Verlust eines so wichtigen Teils des Magens keine letale Funktionsstörung eintritt.

Billroth *(Abb. 7)* konnte eine Magenfistel beim Menschen durch Verschluß zur Ausheilung bringen und schrieb 1877:

«Nachdem von mir gezeigt wurde, daß man Magenwand ebenso wie Darm vernähen kann, ohne fürchten zu müssen, daß die Verdauungssäfte die Heilung behindern, so könnte nun weder anatomisch noch physiologisch der Technik der partiellen Resektion des Magens beim Menschen, zum Beispiel wegen Carcinom etwas im Wege stehen. Es muß gelingen» [7].

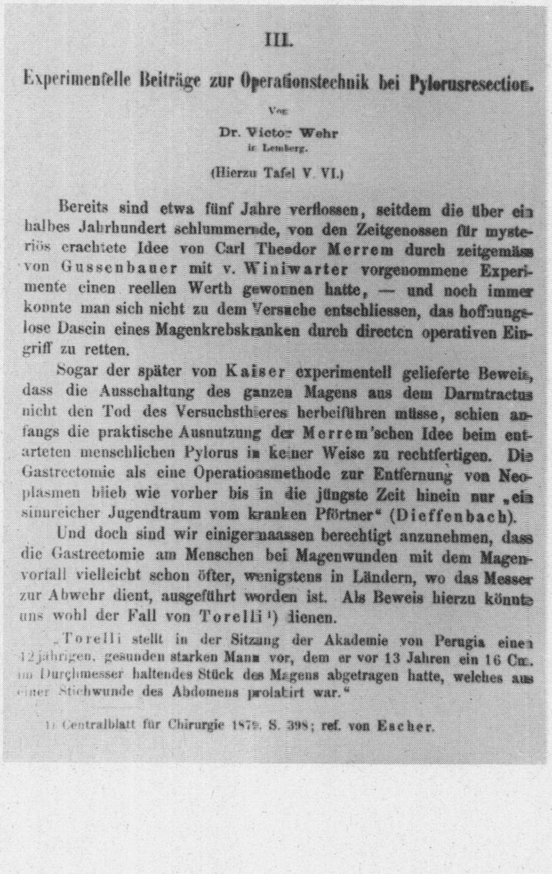

III.

Experimentelle Beiträge zur Operationstechnik bei Pylorusresection.

Von

Dr. Victor Wehr
in Lemberg.

(Hierzu Tafel V. VI.)

Bereits sind etwa fünf Jahre verflossen, seitdem die über ein halbes Jahrhundert schlummernde, von den Zeitgenossen für mysteriös erachtete Idee von Carl Theodor Merrem durch zeitgemäss von Gussenbauer mit v. Winiwarter vorgenommene Experimente einen reellen Werth gewonnen hatte, — und noch immer konnte man sich nicht zu dem Versuche entschliessen, das hoffnungslose Dasein eines Magenkrebskranken durch directen operativen Eingriff zu retten.

Sogar der später von Kaiser experimentell gelieferte Beweis, dass die Ausschaltung des ganzen Magens aus dem Darmtractus nicht den Tod des Versuchsthieres herbeiführen müsse, schien anfangs die praktische Ausnutzung der Merrem'schen Idee beim entarteten menschlichen Pylorus in keiner Weise zu rechtfertigen. Die Gastrectomie als eine Operationsmethode zur Entfernung von Neoplasmen blieb wie vorher bis in die jüngste Zeit hinein nur „ein sinnreicher Jugendtraum vom kranken Pförtner" (Dieffenbach).

Und doch sind wir einigermaassen berechtigt anzunehmen, dass die Gastrectomie am Menschen bei Magenwunden mit dem Magenvorfall vielleicht schon öfter, wenigstens in Ländern, wo das Messer zur Abwehr dient, ausgeführt worden ist. Als Beweis hierzu könnte uns wohl der Fall von Torelli [1]) dienen.

„Torelli stellt in der Sitzung der Akademie von Perugia einen 42jährigen, gesunden starken Mann vor, dem er vor 13 Jahren ein 16 Cm. im Durchmesser haltendes Stück des Magens abgetragen hatte, welches aus einer Stichwunde des Abdomens prolabirt war."

1) Centralblatt für Chirurgie 1879. S. 398; ref. von Escher.

Abb. 6. Erste Seite der Veröffentlichung von Viktor Wehr, 1882.

Mit Recht konnte Billroth 1877 in seiner Arbeit über die gelungene Gastrorrhapie sagen: «Es ist von dieser Operation zur Resektion eines Stückes carcinomatös degenerierten Magens nur noch ein kühner Schritt zu machen» [7].

Es war Jules Emile Péan (1830–1898), der diesen kühnen Schritt wagte *(Abb. 8)*. Die erste Pylorusresektion beim Menschen führte er am 9. April 1879 im «Maison Frère de St. Jean de Dieu» in Paris wegen eines 4–6 cm großen malignen Tumors durch. Die Passage stellte er durch termino-terminale Gastroduodenostomie wieder her. Der Eingriff wurde von Péan nur auf Drängen des marantischen Patienten und wider bessere Überzeugung durchgeführt [75]. Der Patient verstarb am fünften postoperativen Tag nach zweimaliger Bluttransfusion, als gerade die Vorbereitungen zur dritten getroffen wurden. *(Abb. 9)*. Die Todesursache konnte nicht festgestellt werden, da die Sektion verweigert wurde. Ob nun der erste Patient, dem der Pylorus

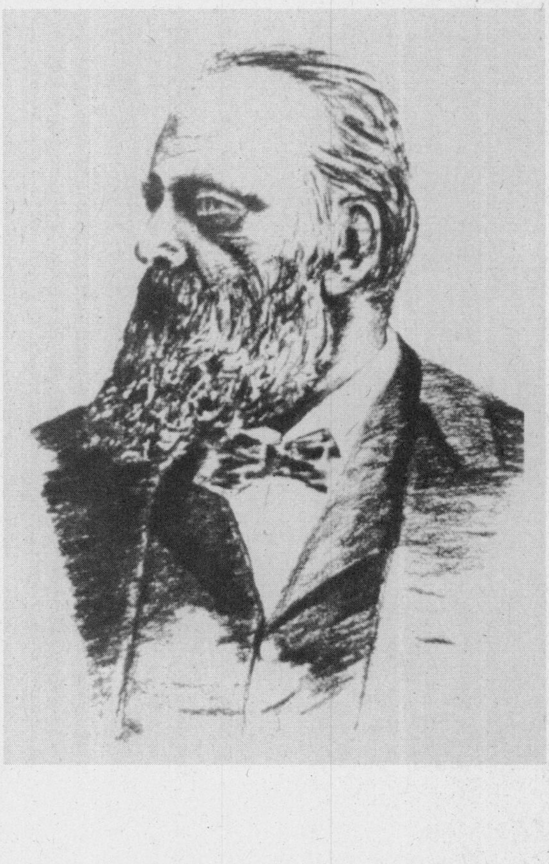

Abb. 7. Theodor Billroth kurz vor seinem Tod (aus der Privatsammlung Prof. Dr. W. Kozuschek).

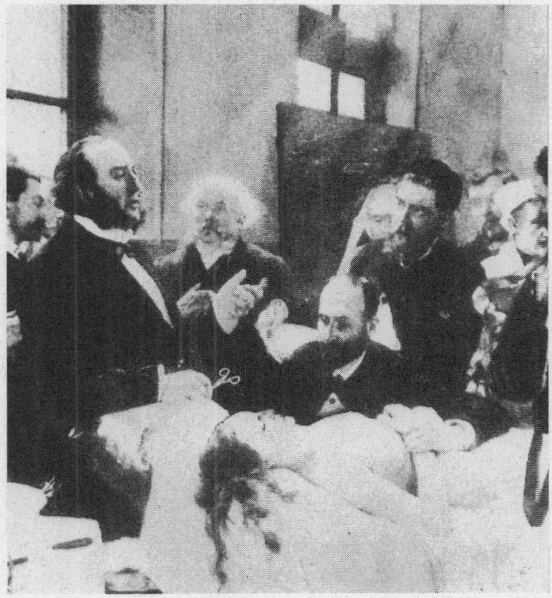

Abb. 8. Jules Emile Péan vor einer Operation, Ölgemälde von Henri Gervex (1852–1929), 1887, Musée d'Orsay, Paris.

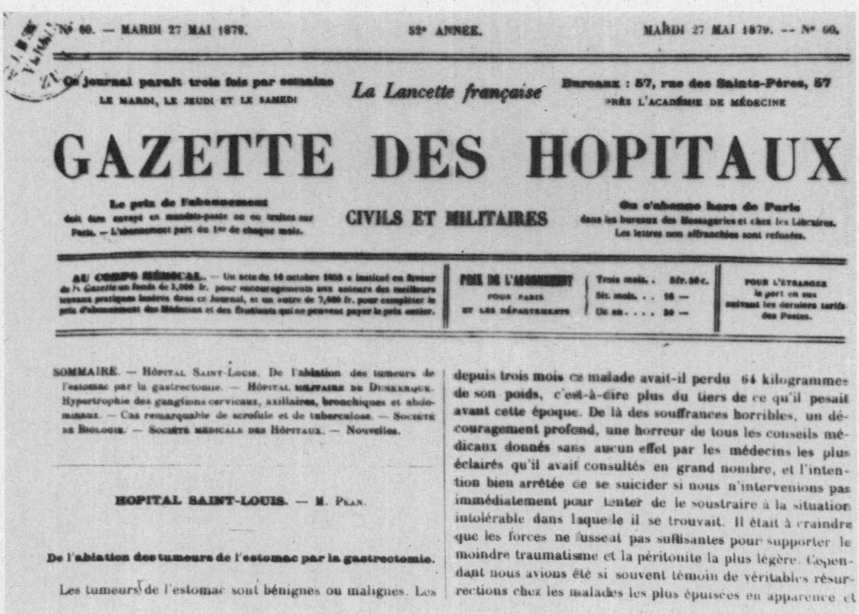

N° 60. — MARDI 27 MAI 1879. 52e ANNÉE. MARDI 27 MAI 1879. — N° 60.

Ce journal paraît trois fois par semaine
LE MARDI, LE JEUDI ET LE SAMEDI

La Lancette française

Bureaux : 57, rue des Saints-Pères, 57
PRÈS L'ACADÉMIE DE MÉDECINE

GAZETTE DES HOPITAUX

CIVILS ET MILITAIRES

Le prix de l'abonnement [illegible]
Paris. — L'abonnement part du 1er de chaque mois.

On s'abonne hors de Paris
dans les bureaux des Messageries et chez les Libraires.
Les lettres non affranchies sont refusées.

AU CORPS MÉDICAL. — [illegible]

PRIX DE L'ABONNEMENT POUR PARIS ET LES DÉPARTEMENTS

Trois mois. . 8 fr. 50 c.
Six mois. . 16 —
Un an. . . . 30 —

POUR L'ÉTRANGER le port en sus suivant les derniers tarifs des Postes.

SOMMAIRE. — HÔPITAL SAINT-LOUIS. De l'ablation des tumeurs de l'estomac par la gastrectomie. — HÔPITAL MILITAIRE DE DUNKERQUE. Hypertrophie des ganglions cervicaux, axillaires, bronchiques et abdominaux. — Cas remarquable de scrofule et de tuberculose. — SOCIÉTÉ DE BIOLOGIE. — SOCIÉTÉ MÉDICALE DES HÔPITAUX. — Nouvelles.

HOPITAL SAINT-LOUIS. — M. PÉAN.

De l'ablation des tumeurs de l'estomac par la gastrectomie.

Les tumeurs de l'estomac sont bénignes ou malignes. Les

depuis trois mois ce malade avait-il perdu 64 kilogrammes de son poids, c'est-à-dire plus du tiers de ce qu'il pesait avant cette époque. De là des souffrances horribles, un découragement profond, une horreur de tous les conseils médicaux donnés sans aucun effet par les médecins les plus éclairés qu'il avait consultés en grand nombre, et l'intention bien arrêtée de se suicider si nous n'intervenions pas immédiatement pour tenter de le soustraire à la situation intolérable dans laquelle il se trouvait. Il était à craindre que les forces ne fussent pas suffisantes pour supporter le moindre traumatisme et la péritonite la plus légère. Cependant nous avions été si souvent témoin de véritables résurrections chez les malades les plus épuisées en apparence et

Abb. 9. Titelblatt der Originalveröffentlichung von Jules Emile Péan.

reseziert wurde, an einer Nahtinsuffizienz, an einer Aspirationspneumonie oder an einer Blutgruppenunverträglichkeit (die Blutgruppen waren noch unbekannt) oder an einer Kombination von mehreren Faktoren gestorben ist, wird ungeklärt bleiben müssen.

Péan selbst war in der Beurteilung dieser Methode sehr zurückhaltend. Unseres Wissens nach führte er die Pylorusresektion nur ein einziges Mal durch. In einem Bericht über die Pylorusstenose schrieb er allerdings dann doch, daß er einen solchen Eingriff für durchaus wiederholbar hielt. Indiziert sei er immer dann, wenn dem Patienten der Tod durch Verhungern drohe.

Eineinhalb Jahre später, am 16. November 1880, resezierte Rydygier *(Abb.10)* in seiner Privatklinik in Kulm an der Weichsel bei einem fast 65 Jahre alten Mann ein szirrhöses Pyloruskarzinom *(Abb.11).*

Der Patient überlebt den Eingriff nur 12 Stunden. Die Obduktion ergab keine Nahtinsuffizienz. Der Tumor war im Gesunden abgetragen, und obwohl der Patient nach so kurzer Zeit ad exitum kam, war Rydygier von seiner Operation überzeugt *(Abb.12).*

Als Rydygier am 10. Kongreß der Deutschen Gesellschaft für Chirurgie am 8. April 1881 den resezierten Magen dieses Falles und ein Operationspräparat aus einem Tierversuch demonstrierte, schloß er seine Demonstration mit den Worten:

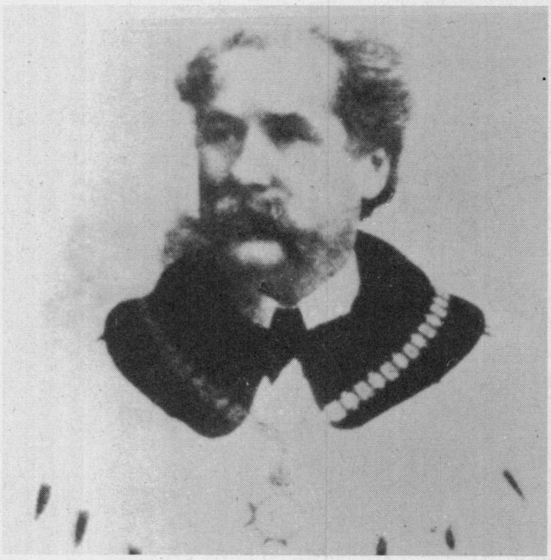

Abb. 10. Ludwig Rydygier als Rektor der Universität zu Lemberg (aus der Privatsammlung Prof. Dr. W. Kozuschek).

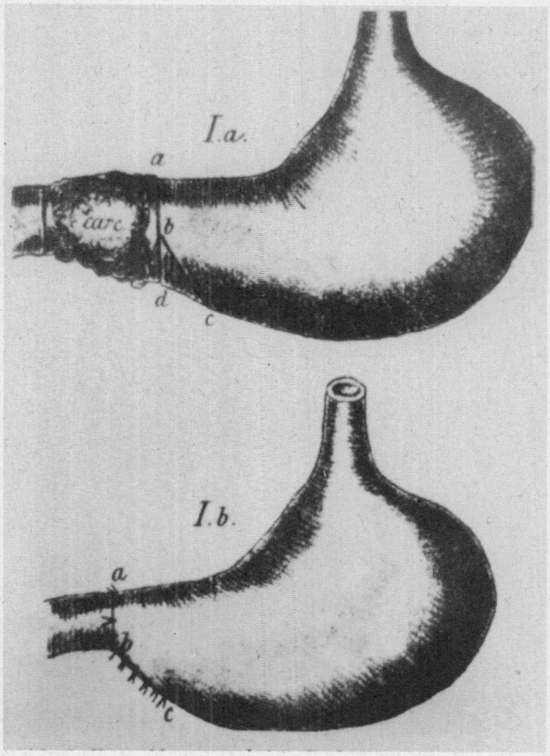

Abb. 11. Erste Magenresektion Rydygiers wegen Pyloruskarzinoms, Dtsch Z Chir 1901; 58:197.

«Ich würde mich sehr freuen, sollte es mir durch meine Demonstration gelungen sein, etwas nützliches zu der Technik dieser neuen Operation beigetragen zu haben, zumal ich glaube, daß partielle Magenresektionen nicht nur beim Carcinom, sondern auch in manchen Fällen von perforierenden Magengeschwüren den Kranken vom sicheren Tod retten könnten, wozu ich sie hiermit vorschlagen möchte» [84].

Den entscheidenden Impuls aber bekam die Fortentwicklung der Magenchirurgie durch Theodor Billroth. Ende Januar 1881 war in Billroths Klinik eine 43jährige Frau, Therese Heller, Mutter von acht Kindern, mit einem stenosierenden Pyloruskarzinom aufgenommen worden. Am 29. Januar entschloß sich Billroth zu der historisch gewordenen Operation. Er resezierte in eineinhalb Stunden den karzinomatösen Pylorus. In einem offenen Schreiben an Dr. K. Wittelshöfer (1881) beschrieb Billroth den Ope-

Abb. 12. Erste Seite der Originalveröffentlichung Rydygiers «Exstirpation des karzinomatösen Pylorus. Tod nach 12 Stunden».

Centralblatt

für

CHIRURGIE

herausgegeben

von

F. König, in Göttingen. **E. Richter,** in Breslau. **R. Volkmann,** in Halle a/S.

Achter Jahrgang.

Wöchentlich eine Nummer. Preis des Jahrgangs 20 Mark, bei halbjähriger Pränumeration. Zu beziehen durch alle Buchhandlungen und Postanstalten.

N° 12. Sonnabend, den 26. März. **1881.**

Inhalt: Rydygier, Exstirpation des karcinomatösen Pylorus. — Madelung, Exstirpation einer Mesenterialgeschwulst mit Enterektomie. — Wittelshöfer, Operationen am Darm. — [illegible], Krankheiten des Coecum und Process. vermif. — [illegible], Laparotomie bei Ileus. — [illegible], Partielle Fußresektion.
Péan, Fistel der Stirnhöhle. — [illegible], Nasenbeinbruch. — [illegible], Fremdkörper im Kehlkopf. — [illegible], Cholecystotomie. — [illegible], Strumitis bei Typhus. — v. [illegible], Peripleuritischer Echinococcus. — Fiedler, Typische Gelenkschwellungen. — [illegible], Papillome der weiblichen Harnröhre.

Rydygier. Exstirpation des karcinomatösen Pylorus. Tod nach 12 Stunden.

(Separatabdruck aus: Deutsche Zeitschrift für Chirurgie Bd. XIII.)

Im November v. J. sah sich Verf. bewogen, als Nachfolger Péan's (s. Centralblatt für Chirurgie 1880. p. 341) die Resektion des krebsig erkrankten Pylorustheiles des Magens vorzunehmen. Vor 2 Jahren war Pat. an Peritonitis 6—8 Wochen bettlägerig gewesen und hatte seit jener Zeit stets an Schmerzen im Leibe gelitten. Vor 4—5 Wochen war Erbrechen hinzugetreten, das, obgleich Pat. fast nur Flüssigkeiten genaß, fast alle eingeführten Nahrungsmittel wieder nach außen beförderte, so dass der Kranke sehr herunterkam. Bei der Untersuchung ließ sich einen Finger breit über dem Nabel eine etwa 3 Querfinger lange, 2 Querfinger breite, zu $^{2}/_{3}$ links von der Linea alba gelegene, etwas bewegliche, auf Druck empfindliche Geschwulst mit glatter Oberfläche nachweisen, die gestattete, die Diagnose auf begrenztes Carcin. Pylori ohne bedeutende Verwachsungen und wahrscheinlich ohne Metastasen zu stellen. Durch Versuche an Hunden und der Leiche gehörig vorbereitet, beschloss R., diese Geschwulst zu entfernen. 2 Tage lang wurde jede Einführung von Nahrung durch den Mund ganz ausgesetzt, der Kranke vielmehr per anum nach Möglichkeit ernährt und durch Ricinusöl und Klystier

19

161 — 1881. Wiener Medizinische Wochenschrift Nr. 6. — 162

Feuilleton.

Offenes Schreiben an Herrn Dr. L. Wittelshöfer,

von Prof. TH. BILLROTH.

Wien, den 4. Februar 1881.

Verehrter Herr Kollege!

Gern komme ich Ihrem Wunsche nach, Ihnen etwas über die am 29. Jänner d. J. von mir ausgeführte Resektion des Magens mitzutheilen. Handelt es sich doch um die so wichtige Frage, ob die so häufig vorkommenden Carcinome des Magens, gegen welche alle inneren Mittel vergeblich sind, auf operativem Wege geheilt werden können.

Abb. 13. Billroths Mitteilung über seine erste Magenresektion 1881.

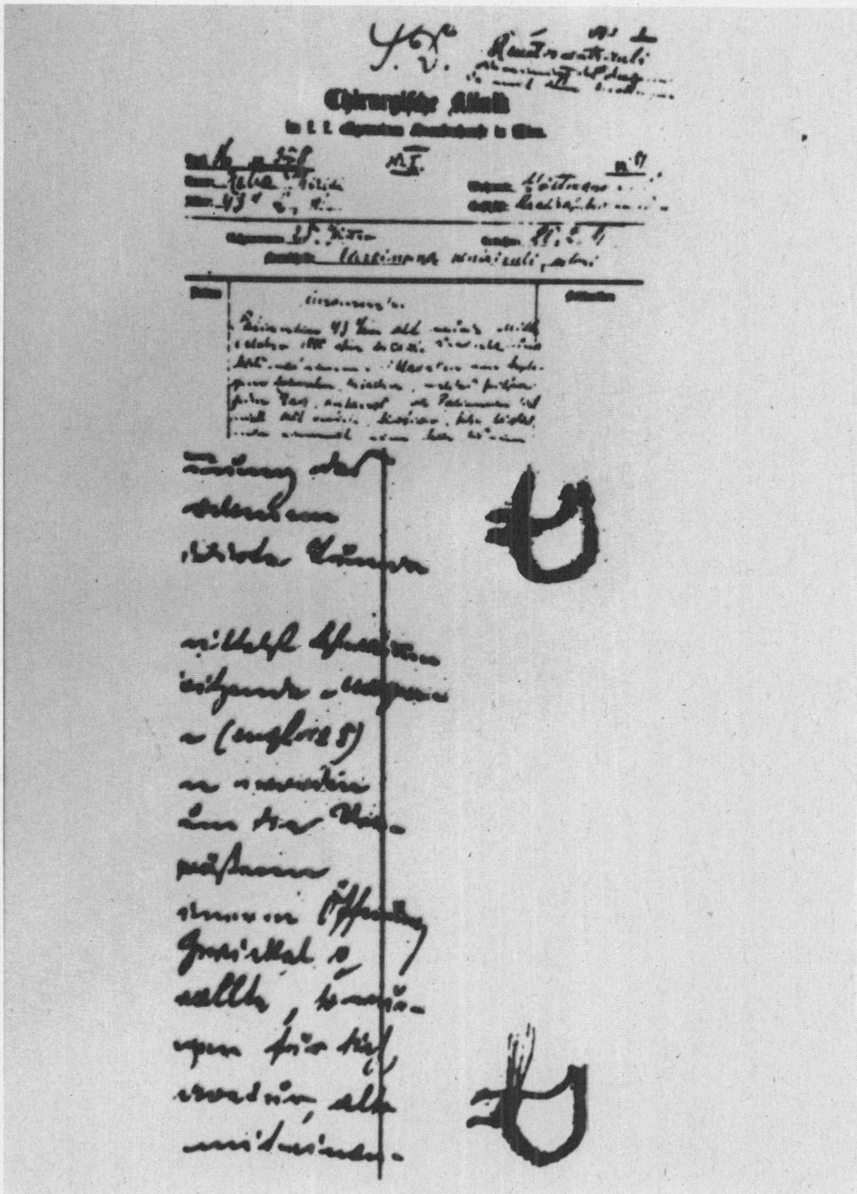

Abb. 14. Krankengeschichte der II. Chirurgischen Universitätsklinik in Wien von Therese Heller, der ersten Patientin, die eine Magenresektion wegen Karzinom überlebte.

rationsverlauf in allen Einzelheiten *(Abb. 13, 14, 15)*. Nach Beendigung des Eingriffes konnte Billroth erleichtert feststellen:

«Das exzidierte Stück betrug an der großen Magenkurvatur 14 ctm. Ich bin selbst freudig erstaunt über den so glatten Verlauf... Nun wage ich kaum zu glauben, daß alles so ruhig fortgehen sollte» [8].

Nach 22 Tagen konnte die Patientin als «geheilt» entlassen werden. Vier Monate später verstarb Therese Heller an einem Rezidiv.

Das hohe Ansehen der Billroth-Schule und dieser Erfolg trugen entscheidend zur raschen Ausbreitung der Methode bei. Noch wurden fast ausschließlich maligne Magenausgangsstenosen operiert. Rydygier berichtet in einer ersten Sammelstatistik *(Abb. 16a, b)* der Magenresektionen bei 23 Fällen über die anfangs hohe postoperative Letalität von 74% [83].

Am 21. November 1881 operierte Rydygier im Kulm bereits eine Magenausgangsstenose, die durch ein Ulkus verursacht war. Die Patientin wurde nach sechs Wochen als geheilt entlassen und gebar später noch ein gesundes Kind.

In der Berliner Wochenschrift vom 16. Januar 1882 schilderte Rydygier den Fall einschließlich seiner Operationstechnik ausführlich. Unter die

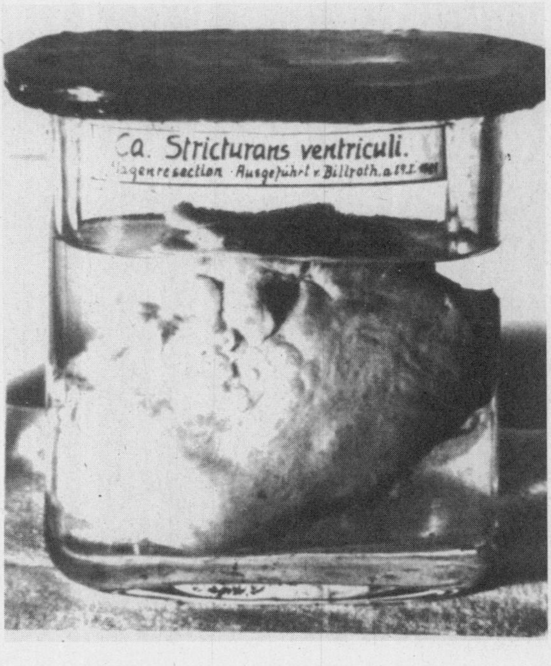

Abb. 15. Operationspräparat der ersten Magenresektion von Billroth, Institut für Geschichte der Medizin, Wien.

Abb. 16a (rechts), b (unten). Titelblatt und Abbildung über die verschiedenen Möglichkeiten, den Lumenunterschied zwischen Magenrest und Duodenalstumpf auszugleichen, Rydygier. 1882

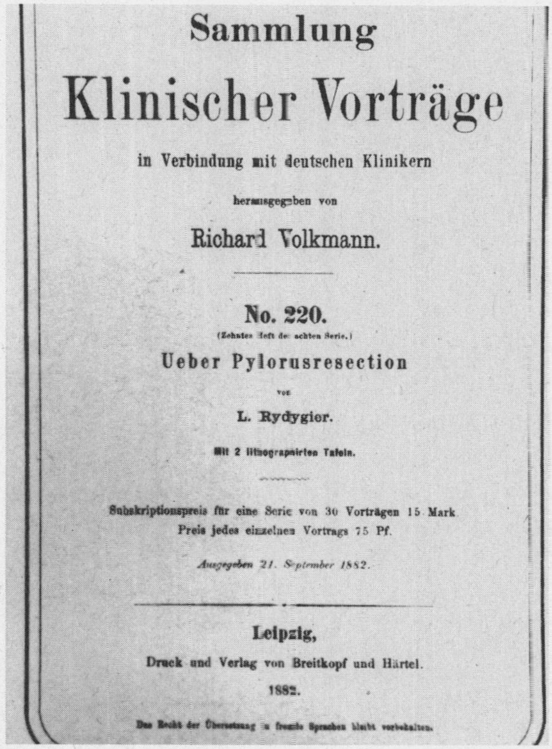

Sammlung

Klinischer Vorträge

in Verbindung mit deutschen Klinikern

herausgegeben von

Richard Volkmann.

No. 220.

(Zehntes Heft der achten Serie.)

Ueber Pylorusresection

von

L. Rydygier.

Mit 2 lithographirten Tafeln.

Subskriptionspreis für eine Serie von 30 Vorträgen 15 Mark.
Preis jedes einzelnen Vortrags 75 Pf.

Ausgegeben 21. September 1882.

Leipzig,

Druck und Verlag von Breitkopf und Härtel.

1882.

Das Recht der Übersetzung in fremde Sprachen bleibt vorbehalten.

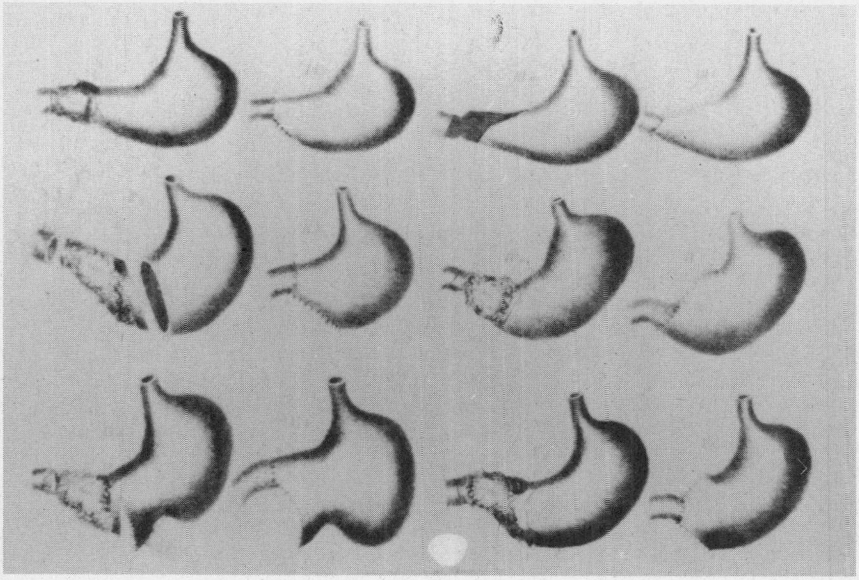

Arbeit Rydygiers mit dem Titel «Die erste Magenresektion beim Magengeschwür» *(Abb. 17)* schreibt der Referent Richter noch 1882: «und hoffentlich auch die letzte» [85].

Diese für uns heute groteske Fehleinschätzung seitens der Zeitgenossen ist kein Einzelfall in der Entwicklungsgeschichte der Chirurgie. Nissen spricht sogar von einer gewissen Gesetzmäßigkeit in unserem Unvermögen, zukünftige Entwicklungsrichtungen zu erkennen. Die Verbreitung der operativen Behandlung des Magenulkus war jedoch dadurch nicht mehr aufzuhalten. Zwar waren es zunächst die Magenausgangsstenosen, die operativ angegangen wurden, aber bereits 1882 forderte Rydygier darüber hinaus die Operation für die unstillbare Ulkusblutung und das perforierte Ulkus [85].

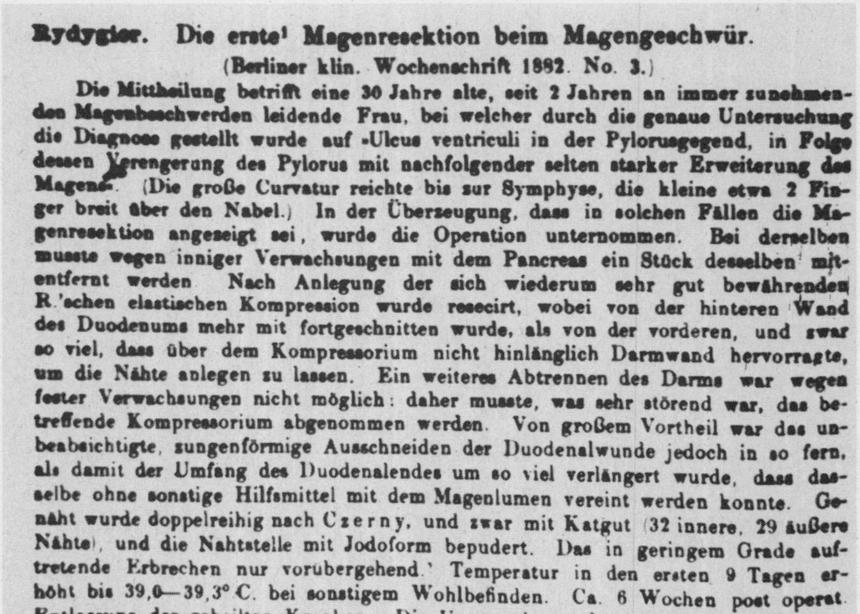

Rydygier. Die erste[1] Magenresektion beim Magengeschwür.

(Berliner klin. Wochenschrift 1882. No. 3.)

Die Mittheilung betrifft eine 30 Jahre alte, seit 2 Jahren an immer zunehmenden Magenbeschwerden leidende Frau, bei welcher durch die genaue Untersuchung die Diagnose gestellt wurde auf »Ulcus ventriculi in der Pylorusgegend, in Folge dessen Verengerung des Pylorus mit nachfolgender selten starker Erweiterung des Magens«. (Die große Curvatur reichte bis zur Symphyse, die kleine etwa 2 Finger breit über den Nabel.) In der Überzeugung, dass in solchen Fällen die Magenresektion angezeigt sei, wurde die Operation unternommen. Bei derselben musste wegen inniger Verwachsungen mit dem Pancreas ein Stück desselben mitentfernt werden. Nach Anlegung der sich wiederum sehr gut bewährenden R.'schen elastischen Kompression wurde resecirt, wobei von der hinteren Wand des Duodenums mehr mit fortgeschnitten wurde, als von der vorderen, und zwar so viel, dass über dem Kompressorium nicht hinlänglich Darmwand hervorragte, um die Nähte anlegen zu lassen. Ein weiteres Abtrennen des Darms war wegen fester Verwachsungen nicht möglich: daher musste, was sehr störend war, das betreffende Kompressorium abgenommen werden. Von großem Vortheil war das unbeabsichtigte, zungenförmige Ausschneiden der Duodenalwunde jedoch in so fern, als damit der Umfang des Duodenalendes um so viel verlängert wurde, dass dasselbe ohne sonstige Hilfsmittel mit dem Magenlumen vereint werden konnte. Genäht wurde doppelreihig nach Czerny, und zwar mit Katgut (32 innere, 29 äußere Nähte), und die Nahtstelle mit Jodoform bepudert. Das in geringem Grade auftretende Erbrechen nur vorübergehend.' Temperatur in den ersten 9 Tagen erhöht bis 39,0—39,3° C. bei sonstigem Wohlbefinden. Ca. 6 Wochen post operat. Entlassung der geheilten Kranken. Die Untersuchung des resecirten Stückes ergiebt eine sehr starke Verdickung der Magenwandungen, das Lumen an der verengten Stelle für ein Bougie No. 9 (englisch?) durchgängig.

[1] Hoffentlich auch letzte. Redaktion.

Abb. 17. Referat zur Arbeit von Rydygier im Zentralblatt für Chirurgie 1882.

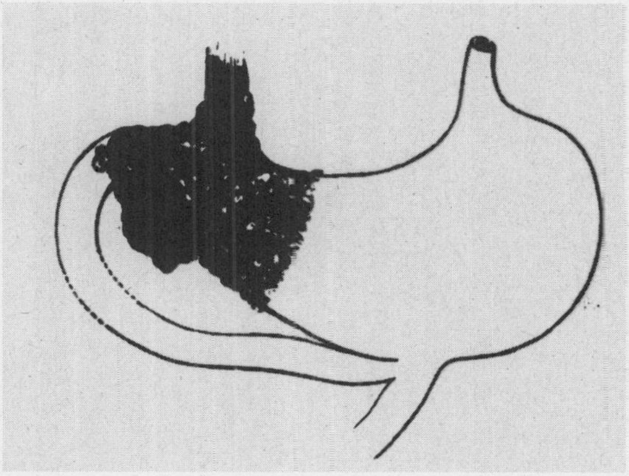

Abb. 18. Operationsskizze der ersten Gastroenterostomie bei einem inoperablen Pyloruskarzinom, Wölfler 1881.

Das Resektionsausmaß der ersten Magenoperation war zunächst gering, so daß Wölfler 1881 erstmals bei einem großen Pyloruskarzinom eine große Gastroenterostomie ausgeführt hat *(Abb. 18)* [100].

Mit zunehmender Erfahrung wurden auch größere Magengeschwülste entfernt. Je ausgedehnter die Resektion war, desto schwieriger wurde die spannungsfreie Anastomose zwischen Magenrest und Duodenalstumpf. Diese technische Schwierigkeit löste Billroth, indem er das Duodenum und den Magenstumpf blind verschloß und eine antekolische laterolaterale Gastroenterostomie mit der obersten Jejunalschlinge anlegte *(Abb. 19)* [10].

Am 15. Januar 1885 führte Billroth erstmals diese Operation aus. Er hat damit die als zweite Billroth-Methode bekannte Operation inauguriert. Es folgten viele Modifikationen, wie die von Hacker (1885) [41], Krönlein (1887) [60], von Eiselsberg (1888) [22], Roux (1892) [81], Braun (1892) [15], Reichel (1908) [79] und Polya (1911) [76], um nur einige zu nennen. Eine ausführliche Zusammenstellung der Modifikationen, die zur zweiten Billroth-Methode angegeben wurden, stammt aus der Feder von Narath (1916). Dabei gab es insbesondere durch Krönlein unbegründete Prioritätsansprüche. Darauf gab Narath (1916) folgende Antwort:

«Ich halte es für ein schweres Unrecht gegenüber dem Erfinder, wenn nach einer geringfügigen Modifikation eine Operation mit neuen Namen in

Verbindung gebracht wird. Das Wesentliche ist der Erfindungsgedanke, und der gehört Billroth» [71].

Trotz der anfänglich geübten Kritik an der ersten Magenresektion wegen eines Ulkus wurde schließlich die Operation zunehmend beim Ulkus entsprechender Lokalisation durchgeführt. Über die ersten acht bis zum Jahre 1885 durchgeführten Magenoperationen hat Billroths Schüler Viktor von Hacker (1885) ausführlich berichtet [41]. Ihm schloß sich Anton von Eiselsberg (1889) [22] an, der über die Magenresektion und Gastroentero-

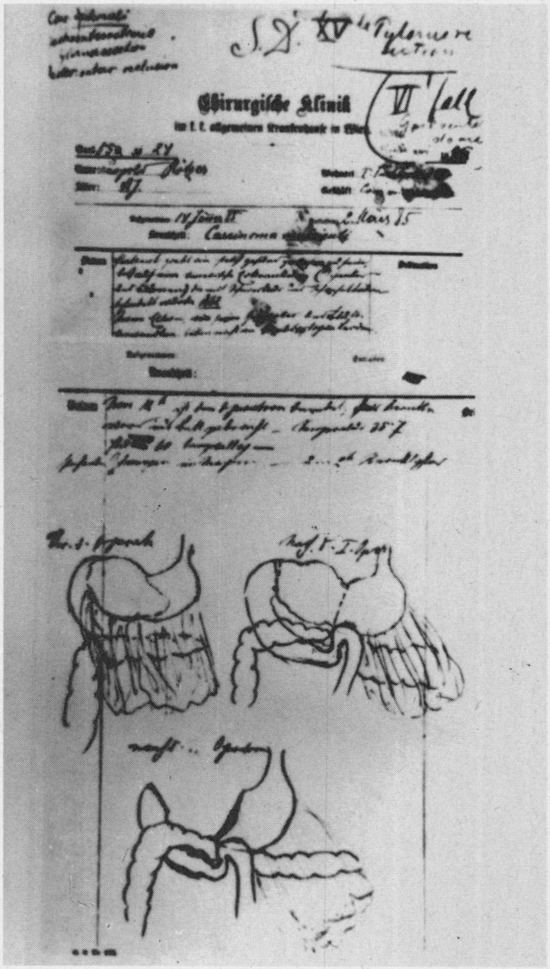
Chirurgische Klinik

Abb. 19. Originalkrankengeschichte der II. Chirurgischen Universitätsklinik über den ersten nach der II. Billrothschen Resektionsmethode behandelten Patienten, Billroth 1885.

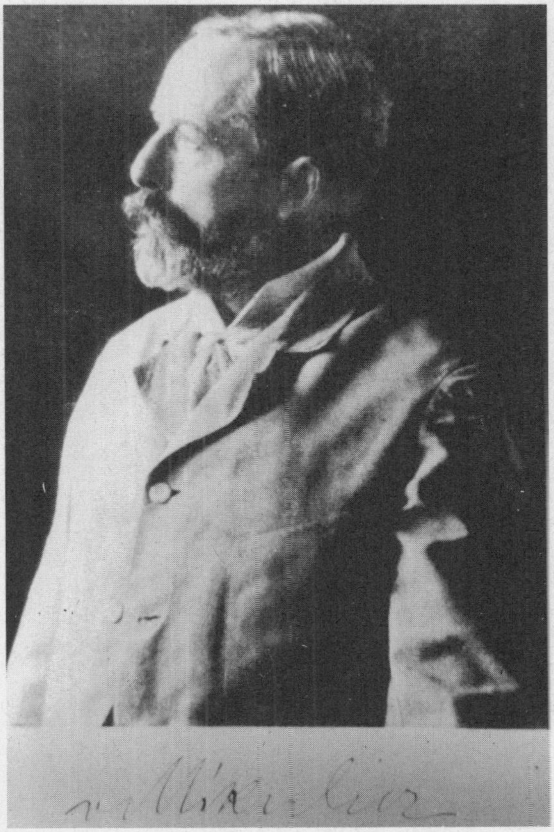

Abb. 20. Johann von Mikulicz, Lehrstuhlinhaber in Breslau (um 1902).

stomien in der Billroth-Klinik von März 1885 bis Oktober 1889 informierte. In dieser Zeit waren in Billroths Klinik 37 Magenresektionen und 19 Gastroenterostomien durchgeführt worden.

Die noch hohe Mortalität der Magenresektion sowie postoperative Komplikationen durch das Einfließen von Speisebrei in die zuführende Schlinge oder gar die Verlegung des Darmes nach der von Wölfler (1881) angegebenen Gastroenterostomie [100], veranlaßten Johann von Mikulicz-Radecki *(Abb. 20)* 1887 erstmals bei gutartiger Pylorusstenose ein einfaches Drainageverfahren anzuwenden: Unabhängig voneinander gaben er und W. Heinicke die Pyloroplastik durch Längsspaltung und Quervernähung an [70]. Damit schufen sie ein Verfahren, das bis heute geübt wird *(Abb. 21)*.

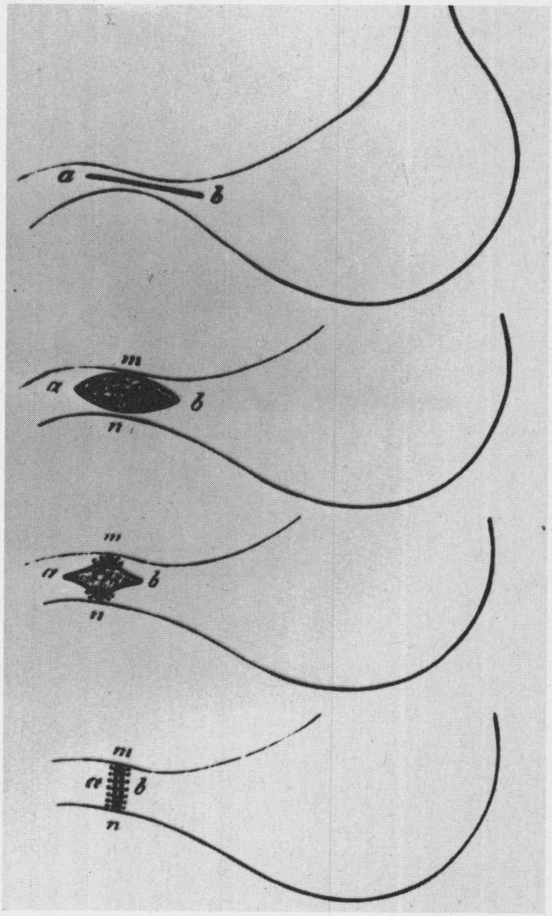

Abb. 21. Schematische Darstellung der Pyloroplastik nach Mikulicz, 1888.

Die Diagnostik in den Anfängen der Magenchirurgie konnte sich nur auf die Anamnese und Palpation stützen. Die bereits tastbaren Tumoren waren jedoch immer weit fortgeschritten und häufig inoperabel. Daher postulierte Rydygier 1882 die Notwendigkeit der Frühdiagnose notfalls durch Probelaparotomie.

Einen anderen Weg suchte v. Mikulicz. Seine Bestrebungen, den Ösophagus und den Magen der direkten Besichtigung zugänglich zu machen, gehen bis auf seine Assistenszeit bei Billroth zurück. Er konstruierte gemeinsam mit dem Instrumentenmacher Josef Leiter in Wien 1880 ein starres Rohr mit Innenbeleuchtung durch eine glühende Platinschlinge *(Abb. 22).*

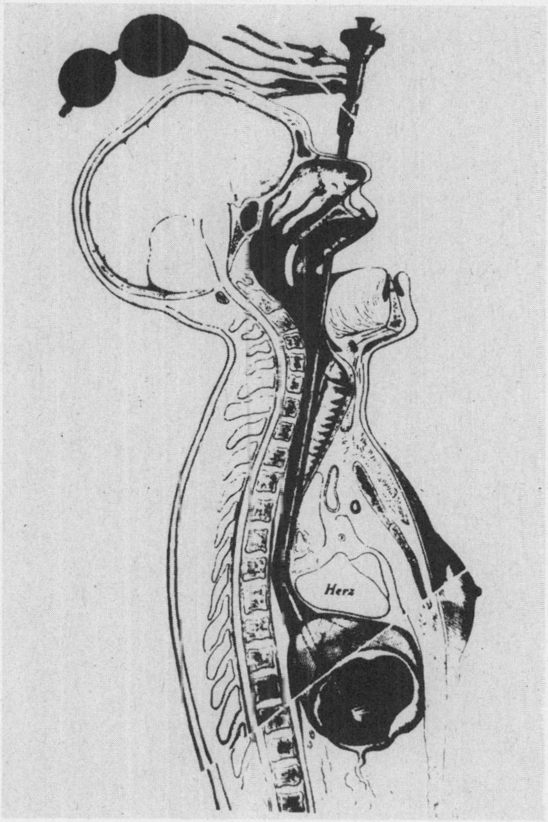

Abb. 22. Originalzeichnung des ersten Oesophago-Gastroskops, Mikuzlicz, Wien. Med. Presse, Bd. 46, 1881.

Mikulicz publizierte 1881 seine erste, für alle Zeiten grundlegende und richtungweisende Mitteilung über Ösophago- und Gastroskopie [68]. Ein Jahr später konnte er zwölf nachgewiesene Fälle von Karzinom gastroskopisch untersuchen und feststellen, daß die sonst lebhaften Bewegungen, die sich bei normalen Verhältnissen nach Aufblähung des Magens im Bereich des Pylorus zeigen, beim Pyloruskarzinom fehlen:

«Das in die Magenwandungen infiltrierte Carcinom verwandelt das früher bewegliche und faltbare Organ in ein starres Rohr, an welchem eine Faltenbildung und Formänderung nicht mehr eintreten kann» [69].

Ein eindrucksvolles Dokument, ein handschriftlicher Befund einer Oesophago-Gastroskopie, die Mikulicz am 15. 9. 1887 in Wien durchgeführt hat, ist inzwischen aufgefunden worden. In diesem Befund beschreibt

Handschriftlicher Originalbefund einer Oesophago-Gastroskopie von Johann von Mikulicz, erhoben am 15.9.1887.
(aus der Privatsammlung Prof. Dr. W. Kozuschek).

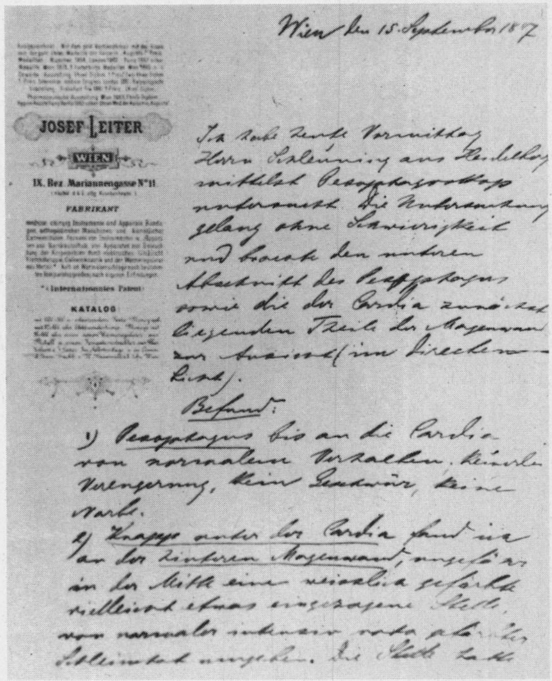

JOSEF LEITER
WIEN
IX. Bez. Mariannengasse N°11
FABRIKANT
Internationales Patent
KATALOG

Wien den 15. September 1887

Ich habe heute Vormittag Herrn Schleuning aus Heidelberg mittelst Oesophagoskop untersucht. Die Untersuchung gelang ohne Schwierigkeit und brachte den unteren Abschnitt des Oesophagus sowie die der Cardia zunächst liegenden Theile der Magenwand zur Ansicht (im directen Licht).

Befund:

1) Oesophagus bis an die Cardia von normalem Verhalten, keinerlei Verengerung, kein Geschwür, keine Narbe.

2) Knapp unter der Cardia fand ich an der hinteren Magenwand, ungefähr in der Mitte eine [illegible] gefärbte vielleicht etwas eingezogene Stelle, von normaler [illegible] Schleimhaut umgeben. Die Stelle hatte

Abb. 23a. Vorderseite

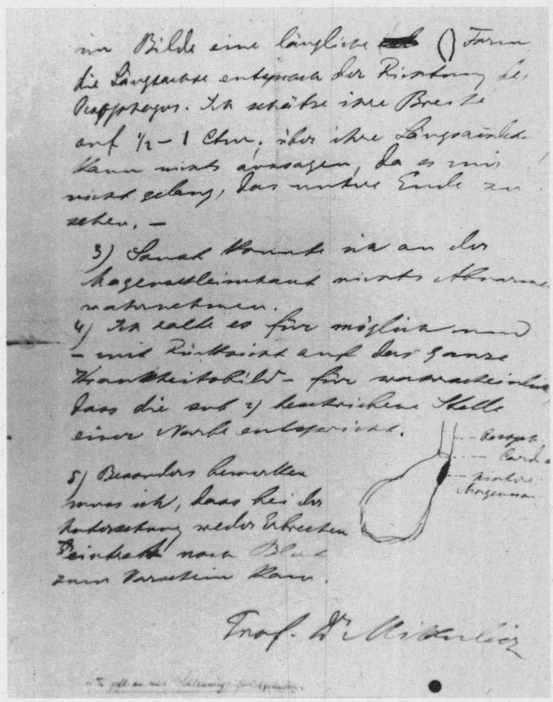

im Bilde eine längliche () Form, die Längsachse entsprach der Richtung des Oesophagus. Ich schätze ihre Breite auf 1/2–1 Ctm, über ihre Längsausdehnung kann nichts aussagen, da es mir nicht gelang, das untere Ende zu sehen. –

3) Sonst konnte ich an der Magenschleimhaut nichts Abnormes wahrnehmen.

4) Ich halte es für möglich und – mit Rücksicht auf das ganze Krankheitsbild – für wahrscheinlich, dass die sub 2) beschriebene Stelle einer Narbe entspricht.

5) Besonders bemerken muss ich, dass bei der Untersuchung weder Erbrechen [illegible] noch Blut zum Vorschein kam.

Prof. Dr. Mikulicz

Abb. 23b. Rückseite

Mikulicz den unteren Oesophagus sowie die Kardia bis zur subkardialen Magenregion. Außer einer Narbe an der Magenhinterwand konnte kein auffälliger Befund erhoben werden *(Abb. 23)*.

So ist Mikulicz nicht nur als praktizierender Chirurg zum Pionier der modernen Magenchirurgie geworden, sondern hat mit Einführung der Ösophago-Gastroskopie auch den Grundstein für eine moderne Endoskopie mit all ihren diagnostischen und therapeutischen Möglichkeiten gelegt.

Obwohl Billroth mit seinen beiden Resektionsmethoden Großes geleistet hat, war bei den weiter proximal gelegenen Tumoren noch keine adäquate operative Therapie möglich. Im Tierexperiment hatte schon 1876 Kaiser in der Czerny-Klinik in Freiburg, später auch in Heidelberg, die ersten Gastrektomien erfolgreich durchgeführt [45]. Ein Tier hatte länger als fünf Jahre überlebt und wurde erst 1882 auf Wunsch Czernys getötet.

Am 6. September 1897 entfernte Carl Schlatter (1864–1934), in Vertretung seines Chefs, bei der 56jährigen Patientin Anna Landis den völlig von Tumormassen durchsetzten Magen total *(Abb. 24)*.

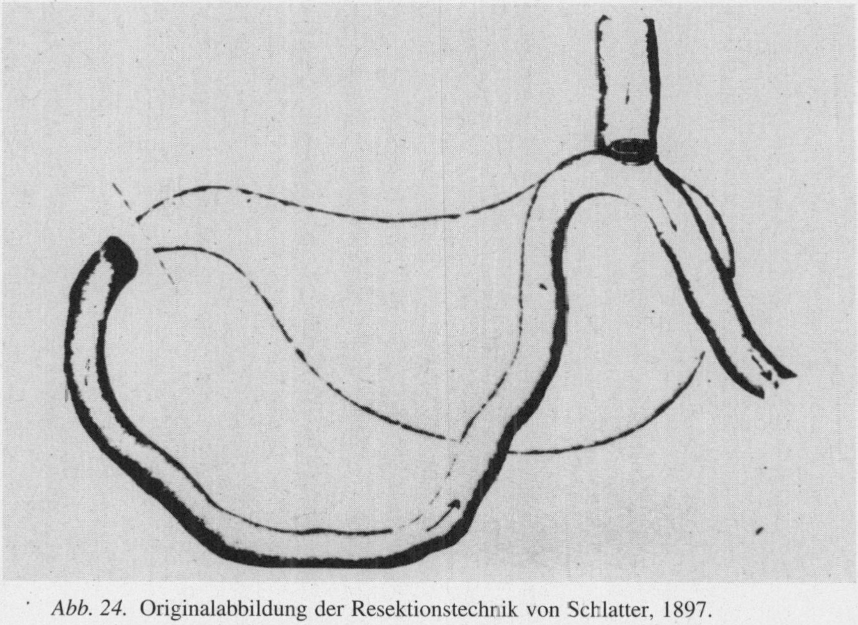

Abb. 24. Originalabbildung der Resektionstechnik von Schlatter, 1897.

Die Operation verlief erfolgreich, die Patientin erholte sich schnell, und der Heilungsprozeß verlief komplikationslos [88]. Nach 14 Monaten verstarb Anna Landis. Die Obduktion ergab ein lokales Rezidiv [87].

Durch seine Operation war der Beweis erbracht, daß der Mensch ohne Magen überleben konnte. Nach Schlatters bahnbrechendem Erfolg wurde diese Operation bald von vielen wiederholt.

Billroth *(Abb. 25)* war der erste unter den Pionieren der Magenchirurgie im 19. Jahrhundert, der eine Synthese seiner Arbeit liefert. Während der Verhandlungen des 10. Internationalen Medizinischen Kongresses im August 1890 in Berlin, auf dem er neben Lister in das Ehrenpräsidium gewählt worden war, konnte er bereits über 124 Resektionen am Magendarmkanal, Gastroenterostomien und Narbenlösungen infolge chronischer Narbenprozesse berichten, die zwischen November 1878 und Juni 1890 in seiner Klinik und Privatpraxis ausgeführt worden waren [12]. Schwerpunkt seines Referates war die Operationstechnik. Er führte aus, daß kaum an dem Wert der Operationen bei Stenosen des Darmes und des Pylorus gezweifelt werden könne. Einschränkend stellte er fest, daß noch keine Heilung beim

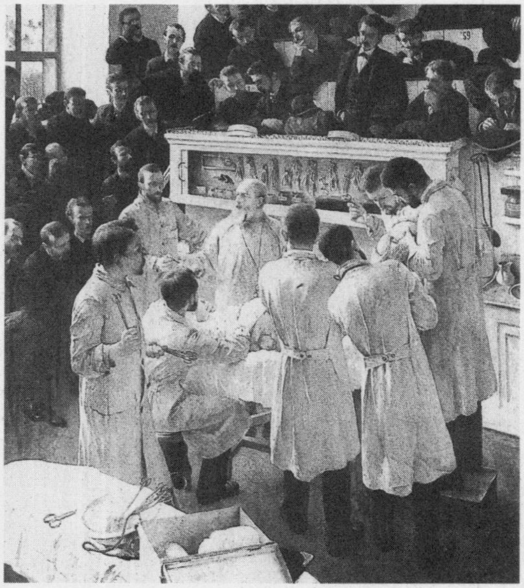

Abb. 25. Der operierende Billroth, Fotografie nach einem Bild von A.F. Seligmann (1890). Österreichische Galerie (E. Lesky: Meilenstein in der Wiener Medizin. M. Mandrich Wien 1981.)

Magen- und Darmkrebs mit Hilfe der Resektion möglich sei. Billroth fuhr fort:

«Wer aber das Aufblühen von Kranken nach Beseitigung der Pylorus- oder Darmstenosen durch Carcinom erlebt hat, wird nicht daran zweifeln, daß diese Patienten den Teil des Lebens, welcher ihnen überhaupt noch gegeben ist, in weit erträglichem Zustand verleben, als wenn sie nicht operiert wären.»

Die eigentliche Schwierigkeit liege in einer frühen Diagnose(!). Billroth beendete seinen Vortrag zuversichtlich:

«Ich zweifele nicht daran, daß bei fortgesetztem eifrigen Studium eine frühe Präzisierung der Diagnose möglich werden wird und daß wir die Gefahren dieser Operation durch Vervollkommnung der Methode und der Technik noch um ein Bedeutendes zu verringern imstande sein werden» [12].

Seit über 100 Jahren werden die zwei grundlegenden Operationsmethoden mit Billroth I und Billroth II bezeichnet. Billroth hat zwar nicht allein das erste Kapitel der operativen Behandlung organischer Magenkrankheiten geschrieben, er hat hieran jedoch sicher unter allen den größten Anteil.

Prof. Dr. Dr. h.c. W. Kozuschek,
Chirurgische Klinik, Ruhr-Universität Bochum, Knappschaftskrankenhaus,
In der Schornau 23–25, W-4630 Bochum (BRD)

Theodor Billroth – ein Leben für die Chirurgie, Karger 1992, pp 52 – 59

V. Die Modifikation des B I nach v. Haberer

H. Thomas, D. Lorenz

Klinik für Chirurgie, Universität Greifswald

Die mehr als 100jährige Geschichte der resezierenden Magenchirurgie ist durch eine Fülle von technischen Varianten geprägt. Diese standen und stehen sich nicht gleichberechtigt gegenüber, sondern es gab Etappen unterschiedlicher Dominanz. Es ist daher legitim, in angemessenen Zeitabschnitten Rückblicke und Wertungen vorzunehmen.

Im Jahre 1922 publizierte v. Haberer die termino-laterale Gastroduodenostomie als Modifikation des originären Billroth I [38]. Um die Entwicklung und den Wert der von vielen Seiten nur zögernd akzeptierten Modifikation richtig beurteilen zu können, bedarf es einer Reminiszenz des Werdegangs der Ulkuschirurgie.

Es war 1869, als der Internist Kussmaul erstmals die Hoffnung äußerte, daß es in Zukunft möglich sein wird, eine Pylorusstenose operativ zu behandeln [61]. Sieben Jahre später bewiesen die Billroth-Schüler Gussenbauer und v. Winiwarter im Tierexperiment, daß die Magenresektion möglich ist [36].

Nachdem Péan 1879 [75] in Paris und Rydygier 1880 [84] in Culm erfolglos eine maligne Pylorusstenose reseziert hatten, gelang Billroth am 29. 1. 1881 in Wien erstmals erfolgreich eine Magenresektion mit nachfolgender *Gastroduodenostomia oralis partialis superior termino-terminalis* bei einer Patientin mit einem stenosierendem Antrumkarzinom [8].

Bei den folgenden Operationen benutzte er die Großkurvaturseite zur Anastomosierung von Magen und Duodenum, um einer Blindsackbildung keinen Vorschub zu leisten.

Bereits 1881 ersetzte Billroths Schüler Wölfler die Resektion durch die technisch einfachere antekolische Gastroenterostomie [100]. Sie sollte für die nächsten 30 Jahre zur Methode der Wahl werden.

Als Preis für die höhere operative Sicherheit verblieben, wie sich später zeigte, die Refluxgastritis, eine hohe Rezidivrate und das Ulcus pepticum jejuni.

Im Gegensatz zur Ansicht Wölflers stellte v. Haberer die Resektion des Antrums mit dem Pylorus stets in den Mittelpunkt seines Therapieschemas für das Ulkusleiden. Bereits seit 1906 resezierte er nach BII und wies auf die Unzulänglichkeit aller Palliativmaßnahmen hin [37]. Unterstützt wurde er dabei durch grundlegende experimentelle Arbeiten von Lorenz und Schur [65] und v. Redwitz [78], welche die Bedeutung der Pylorusdrüsen für die Ulkusgenese nachwiesen.

Diese Erkenntnisse bewirkten, daß sich nach dem 1. Weltkrieg die Magenresektion als Routineoperation beim Ulkus pepticum zunehmend durchsetzte. Man favorisierte aber den BII, da die «Jammerecke» an der kleinen Kurvatur und häufige Stenosierungen beim originären BI ernste Probleme darstellten.

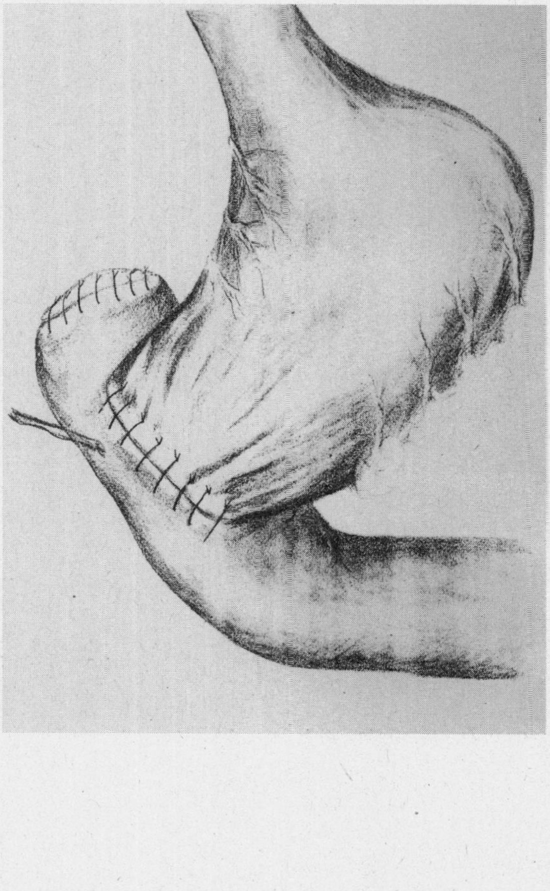

Abb. 1. v. Haberer 1922: Gastroduodenostomia oralis totalis sive partialis inferior termino-lateralis contrapapillaris.

Ungeachtet dieser Ansichten resezierte v. Haberer, wo immer es möglich war nach BI und postulierte bereits 1920 die ausgiebige Mobilisation des Duodenums als wichtigste Voraussetzung für eine spannungsfreie Gastroduodenostomie [37].

Er führte 1923 die submukösen Umstechungsnähte ein, um die ungleichen Lumina von Magen und Duodenum kongruenter zu machen und beendete die Operation als *Gastroduodenostomia termino-terminalis oralis totalis* [49].

Überzeugt von der Wichtigkeit der Erhaltung der Duodenalpassage schrieb v. Haberer 1922: «Nach wie vor wird es dergestalt Fälle geben, bei welchen man zu der Resektionsmethode nach BII seine Zuflucht wird nehmen müssen, aber in einer ganzen Zahl der Fälle wird man doch herum kommen, wenn man sich einer kleinen Modifikation der Methode BI bedient, die ich mir zurecht gelegt habe» [38].

v. Haberer erweiterte die Indikationsbreite zum BI, indem er den zur End-zu-End-Anastomosierung nicht geeigneten Duodenalstumpf blind verschloß. Nach ausgiebiger Mobilisation des Duodenums anastomosierte er das durch die submukösen Umstechungsnähte eingeengte Magenlumen mit dem Duodenum End-zu-Seit als *Gastroduodenostomia oralis totalis sive partialis inferior termino-lateralis contrapapillaris* [38] *(Abb. 1)*.

Auch bei einer ausgedehnten Magenresektion konnte so die physiologische Ingestapassage wiederhergestellt werden.

Kontraindikationen zum kontrapapillären BI sah v. Haberer besonders in der Adipositas, einem tief ins Pankreas penetrierenden Ulkus, einem großen prominenten Pankreaskopf sowie einem schmalen Duodenum.

Aufgrund des von ihm häufig beobachteten postoperativen Galleerbrechens der Patienten schränkte v. Haberer die Anwendung des termino-lateralen BI ein und favorisierte zunehmend die von ihm entwickelte orale totale termino-terminale Gastroduodenostomie.

1933 berichtete v. Haberer über 1810 BI-Resektionen, von denen er in nur 13% der Fälle «Zuflucht» zur termino-lateralen (kontrapapillären) Modifikation des BI nahm [39].

Auch Clairmont bezeichnete 1930 den termino-lateralen BI als «... eine Bereicherung ohne Anwert auf häufigen Gebrauch» [18]. So geriet die termino-laterale BI-Resektion für einige Zeit in Vergessenheit und wurde wie der klassische BI durch die zahlreichen Modifikationen des BII überflügelt. Dennoch ruhte die Entwicklung der termino-lateralen Anastomosentechnik nicht.

Winkelbauer [98] und Starlinger [93] konnten tierexperimentell zeigen, daß gerade der deszendierende Teil des Duodenums gegenüber thermischen und chemischen Reizen besonders widerstandsfähig ist und nicht zur Ulkusbildung neigt. Aus diesen Überlegungen entwickelte Winkelbauer die infrapapilläre Anastomosentechnik [99]. Hilarowicz anastomosierte ebenfalls den gesamten Magenquerschnitt mit dem Duodenum End-zu-Seit [43].

Die Vorteile sahen beide in der breiten, im Gesunden angelegten Anastomose, der reflektorischen Hemmung der Magensekretion und Stimulierung der Pankreassekretion.

1942 publizierte Flechtenmacher, ein Schüler v. Haberers, eine Modifikation des BI, die sich für Fälle mit besonders schmalem Duodenum eignete. Er erweiterte den Duodenalquerschnitt großkurvaturseitig bis in die Pars descendens und konnte auf diese Weise eine breite Anastomose mit dem Magen herstellen [31] (Abb. 2).

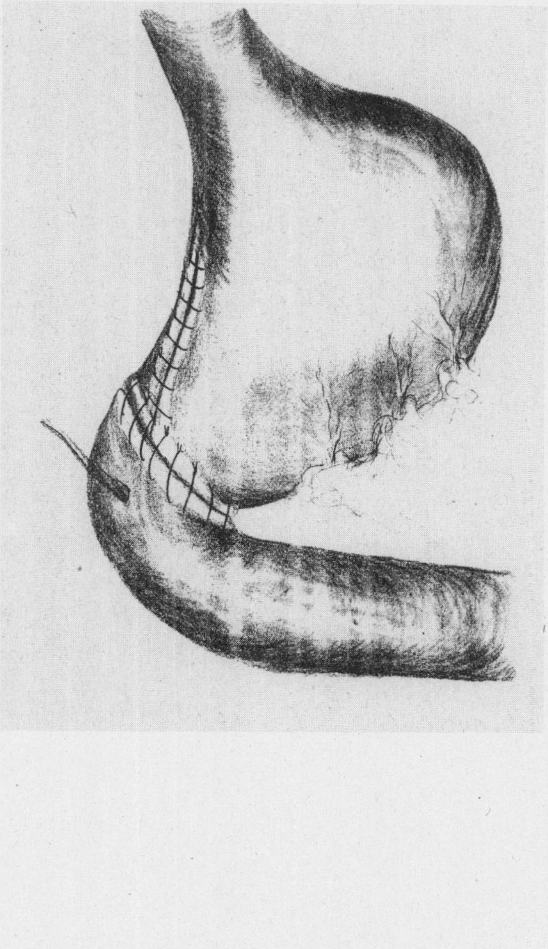

Abb. 2. Flechtenmacher 1942: Gastroduodenostomia oralis totalis sive partialis inferior termino-terminolateralis.

Diese *Gastroduodenostomia oralis totalis sive partialis inferior termino-terminolateralis* war damit nicht die Modifikation der kontrapapillären Methode v. Haberers im Sinne einer partiellen Anastomose, sondern eine Erweiterung der oralen Gastroduodenostomie.

Allerdings gebührt Horsley das Verdienst, und es bedarf der historischen Richtigstellung, Inaugurator der von Flechtenmacher beschriebenen Variante des BI zu sein.

Er empfahl bereits 1926 die Erweiterung des Duodenalquerschnitts durch Längsinzision an der Duodenalvorderwand und nachfolgender Anastomose mit der Kleinkurvaturseite des Magens. *(Gastroduodenostomia oralis partialis superior termino-terminolateralis)* [44] *(Abb. 3)*.

Es war die Grazer Schule, die die kontrapapilläre Anastomose des BI v. Haberers in eine partielle modifizierte und damit eine Reihe von Komplikationen, die v. Haberer beschrieben hatte, vermied.

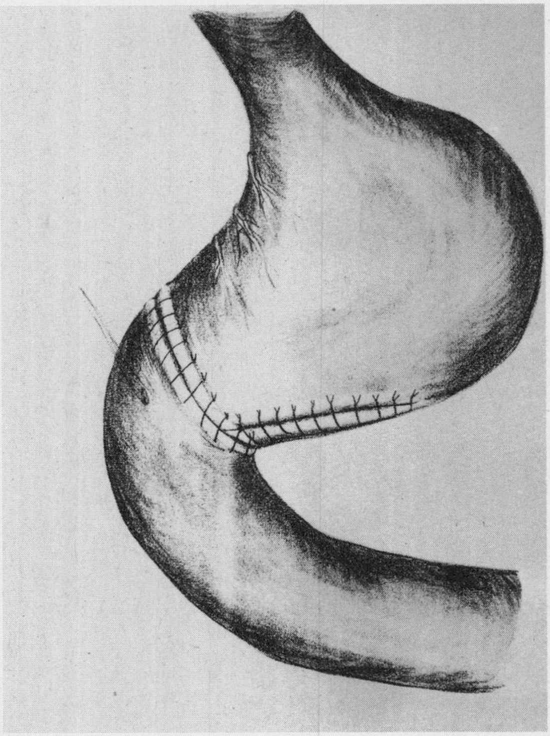

Abb. 3. Horsley 1926: Gastroduodenostomia oralis partialis superior termino-terminolateralis.

Spath bewies bereits in den 30er Jahren durch experimentelle Studien die verdauungsphysiologische Wertigkeit des BI [90].

Bereits vor dem 2. Weltkrieg wurde die termino-laterale Gastroduodenostomie nach v. Haberer in der Grazer Klinik zur Routinemethode. Spath benützte die Raff- bzw. Umstechungsnähte nach v. Haberer und führte die Anastomose als *Gastroduodenostomia oralis partialis inferior terminolateralis kontrapapillaris* aus *(Abb. 4)*.

So wie v. Haberer empfahl, fixierte er die bei der Mobilisation des Duodenums abgeschobene Haftlinie des Mesokolon nach Beendigung der Anastomose kranialwärts mit drei bis vier Nähten. Die Ausbildung eines sogenannten Pendelduodenums als Ursache des postoperativen Galleerbrechen wurde damit vermieden [92].

Spaths Schüler Kronberger und Zechner wiesen in röntgenologischen und histologischen Untersuchungen den bereits durch v. Haberer 1933 er-

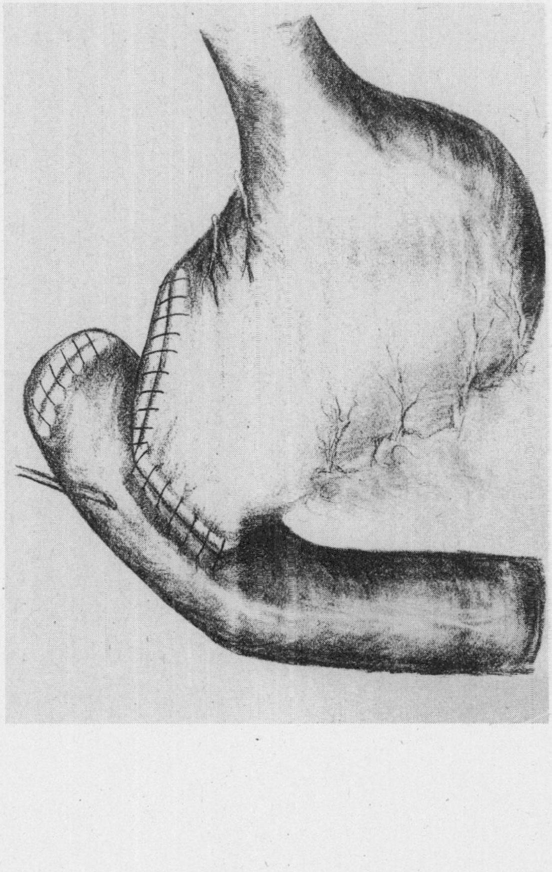

Abb. 4. Spath 1947: Gastroduodenostomia oralis partialis inferior terminolateralis kontrapapillaris.

wähnten Pseudosphinkter im Bereich der termino-lateralen Gastroduodenostomie nach. Durch die Einengung des Magenlumens auf ein Drittel bzw. die Hälfte und durch die Verwendung der submukösen Umstechungs- und Raffnähte wurde eine portionierte Entleerung des Mageninhaltes in das Duodenum erreicht [59].

Kronberger und Kraft-Kinz berichteten 1969 über 2733 Magenresektionen an der Klinik von Spath, darunter 333 nach der termino-lateralen Modifikation. Sie gaben eine postoperative Gesamtletalität von 3,25% (einschließlich bei Behandlung akuter Ulkuskomplikationen) an. In einem Nachuntersuchungszeitraum von fünf bis 20 Jahren betrug die Ulkusrezidivrate 0,24% [58].

Trotz dieser guten Resultate wird der termino-lateralen Modifikation des BI bis heute zu wenig Bedeutung beigemesen.

Spath schrieb 1950:

«Gegen alle Zweifel und Bedenken möchte ich sagen, daß die terminolaterale BI-Resektion in weit mehr Fällen durchführbar ist und gerade in jenen Fällen von Ulcus duodeni, die nicht mehr mit der Originalmethode durchführbar sind, und bei denen das Duodenum besser blind verschlossen werden muß, die Operation nach dieser Modifikation des BI anstatt des BII beendet werden kann» [91].

Schreiber berichtete 1974 über 119 Fälle einer termino-lateralen BI-Resektion, wahlweise mit selektiver gastraler Vagotomie. Die p.o. Letalität betrug für elektive Eingriffe 1,7%, postoperative Störungen wurden bei 11,6% verzeichnet [89]. Im Gegensatz zu Spath wurden keine Umstechungsnähte angelegt, die Anastomose wurde einreihig als Allschichtknopfnaht genäht.

Besonderes Augenmerk legte Schreiber auf die achsengerechte Wiedervereinigung von Magen und Duodenum, indem er das Duodenum schräg eröffnete und die Anastomose mit dem oberen Pol unmittelbar an den lateralen leberwärts gelegenen Duodenalstumpf legte. Den Duodenalstumpf selbst sicherte er mit der Magenhinterwand.

Wir führen an unserer Klinik seit 1978 den terminolateralen BI als Routinemethode beim Ulcus duodeni und distalen Magenulkus durch. Wie von Schreiber empfohlen, nähen wir die Anastomose schräg, mit einem eingeengten Magenlumen in das Duodenum ein. Wenn es die Verhältnisse zulassen, verschließen wir den Duodenalstumpf mit einer zweireihigen Klammernahtreihe. Die Anastomose nähen wir einreihig adaptierend nach Herzog und Gambee.

Die v. Habererschen Umstechungsnähte legen wir nicht, da eine Raffung nicht erwünscht ist und die Blutstillung direkt erfolgen kann. Besonders wichtig erscheint uns die schonende Mobilisation des Duodenums, welche vor allem bei adipösen Patienten nicht nur stumpf, sondern mittels Ligaturen vorgenommen werden sollte. Duodenalwandhämatome und die dadurch unmittelbar postoperativ auftretenden Motilitätsstörungen lassen sich so vermeiden.

Noch heute ist die termino-laterale Modifikation des BI in der Literatur nicht allgemein als gleichberechtigte Alternative zur klassischen End-zu-End-Anstomose anerkannt. Dabei bietet sie mehr Vorteile, als nur einen adäquaten Ersatz zum klassischen BI darzustellen.

In einem Großteil der Fälle ist sie geeignet, die unphysiologische Resektion nach BII zu ersetzen. Dies trifft insbesondere auf den zur End-zu-End-Anastomose ungeeigneten Duodenalstumpf zu. Die einzige technische Voraussetzung ist eine ausreichene Mobilisation des Duodenums, um eine spannungsfreie Anastomose nach Zweidrittel-Resektion des Magens anlegen zu können.

Dr. H. Thomas,
Klinik für Chirurgie, Ernst-Moritz-Arndt-Universität,
Friedrich-Loeffler-Straße 23, O-2200 Greifswald (BRD)

Theodor Billroth – ein Leben für die Chirurgie, Karger 1992, pp 60 – 66

VI. Historische Bemerkungen zur Mobilisation des Duodenums

H. B. Reith

Chirurgische Klinik, Ruhr-Universität Bochum

Die Geschichte der Magenchirurgie bekam im Jahre 1881 mit der ersten erfolgreichen Resektion wegen eines Pyloruskarzinoms durch Theodor Billroth [8] neue Impulse. Der Defekt wurde durch eine Gastroduodenostomie überbrückt und stellte den Start einer umfangreichen experimentellen und klinischen Bearbeitung der Magenchirurgie dar. Die Rückschläge der Billroth-I-Resektion führten zur Vorstellung der zweiten Operationsmethode am 15. 1. 1885 [19]. Durch die Vorteile der Gastroenterostomie (spannungsfreie Anastomose) geriet die Gastroduodenostomie und damit die Wiederherstellung der orthograden Magen-Darm-Passage in Vergessenheit. Zahlreiche Modifikationen der Methode wurden aber erprobt, u.a. publizierte Theodor Kocher bereits 1891 [52] eine Möglichkeit der B-I-Resektion, die *Gastroduodenostomia latero-terminalis oralis posterior.*

Im Zentralblatt für Chirurgie von 1898 beschrieb Henle (42) aus der Klinik von Mikulicz einen Fall, bei dem aufgrund von narbenbedingter Verziehung die Pars superior duodeni direkt an der großen Magenkurvatur lag, und somit die Anastomose zwischen Magenrest und Duodenum keine Schwierigkeiten darstellte. Zum Schluß dieser Arbeit schreibt Henle, «... daß sich die Gelegenheit zu dieser Operation nicht oft bieten werde» [80].

Kocher machte sich darüber Gedanken, wie diese Anstomose technisch einfacher durchzuführen sei, da er eine Indikation für ein solches Vorgehen sah (physiologische Passage, weniger Reflux). Das Problem der Mobilisierung des Duodenums beschäftigte zahlreiche Chirurgen in dieser Zeit, insbesondere in der Gallenwegschirurgie. Doch erst Kocher wird das Verdienst zuerkannt, diese Methode experimentell und klinisch angewandt zu haben.

Für die Fortschritte der Gallenwegschirurgie war es erforderlich, die Papilla Vateri und den Ductus choledochus zu erreichen. Bei nachgewiesener Choledocholithiasis führte Kümmell 1884 die erste Choledochotomie aus [62].

Den Gedanken, die Papilla Vateri vom Duodenum aus anzugehen, nimmt Langenbuch für sich in Anspruch [47, 62]. McBurney hat 1891 zuerst einen Stein aus der Papille vom Duodenum aus entfernt [66].

1895 berichtete Theodor Kocher über eine *«Choledochotomia interna»,* die er wegen eines Gallensteines in der Papille ausführte [53].

Das wesentliche dieser Operationsschritte war die Eröffnung des Duodenums, welches für diese Zwecke mehr oder weniger mobilisiert wurde. Langenbuch führte die transduodenale Papillotomie ohne eigentliche Mobilisation aus. McBurney mobilisierte das obere Stück des Duodenums unterhalb des Pylorus, um so einen besseren Einblick in die Papillenregion zu bekommen.

In der von T. Kocher 1894 ausgeführten Operation ist zwar der Gedanke einer Duodenalmobilisation vorhanden, jedoch die technische Ausführung nicht möglich. So heißt es: «Am 4. VI. 94 Operation: Schnitt fängt mit medianem senkrechten Schenkel an, biegt nach außen in den unten konkaven schrägen Querschnitt um. Leber wenig vergrößert, derb; Gallenblase klein mit wenig Galle. Taubeneigroßer Stein im Choledochus, nach rückwärts vom Duodenum. Zertrümmerungsversuche mittels Zange mißlangen. Der Stein, sehr hart, weicht aus. Das Duodenum beiseite zu schieben und an dessen Rückwand zu kommen, ist auch unmöglich (Blutung aus dem Pankreaskopf). Quere Spaltung des Duodenums; danach wird auf den die hintere Duodenalwand emporwölbenden Stein eingeschnitten…» [53].

In der Arbeit von Vautrin und Fourche aus dem Jahre 1896/97 wird eine Technik der Mobilisation beschrieben, jedoch zeigt sich, daß die Pars ascendens und inferior des Duodenums nicht mobilisiert worden war [95].

Weitere Versuche, das Duodenum zu mobilisieren, wurden in der Gallenwegschirurgie dann nur noch selten vorgenommen. 1902 versuchte Terrier [94] vergeblich, das Duodenum zu mobilisieren, um auf einen Stein die Papille einschneiden zu können.

Das Verdienst von Theodor Kocher lag in der Technik der Mobilisation, so daß die B-I-Resektion einfacher durchzuführen war. Bevor Kocher seine Technik, das Duodenum zu mobilisieren 1903 beschrieb, wurde die Gastroduodenostomie nur selten angewandt, da die Anastomosierung technisch schwierig war.

Kochers Gedanken beschäftigten sich lange vorher schon mit der Frage, wie diese Anastomose technisch einfacher durchzuführen sei. So kam er über die Entwicklung in der Gallenwegschirurgie zur Überlegung, daß, wenn sich der Magen nicht weiter mobilisieren läßt, der aborale Teil, das Duodenum, dem Magen genähert werden muß.
In Kochers Abhandlung heißt es: «Die Schlinge des Duodenums hängt im Embryonalleben frei in der Bauchhöhle… legt sich aber später mit der rechten Seite an die hintere Bauchwand… Man kann sich am Kadaver überzeugen, daß die Schlinge sich verhältnismäßig leicht wieder so lösen läßt, daß, wie im Embryonalleben, die Pars descendens und die Flexura duodeni inferior beweglich wird und nach vorn gerichtet werden kann. Es bedarf hierzu der Trennung des dünnen zarten Peritonealblattes des Peritoneums auf der

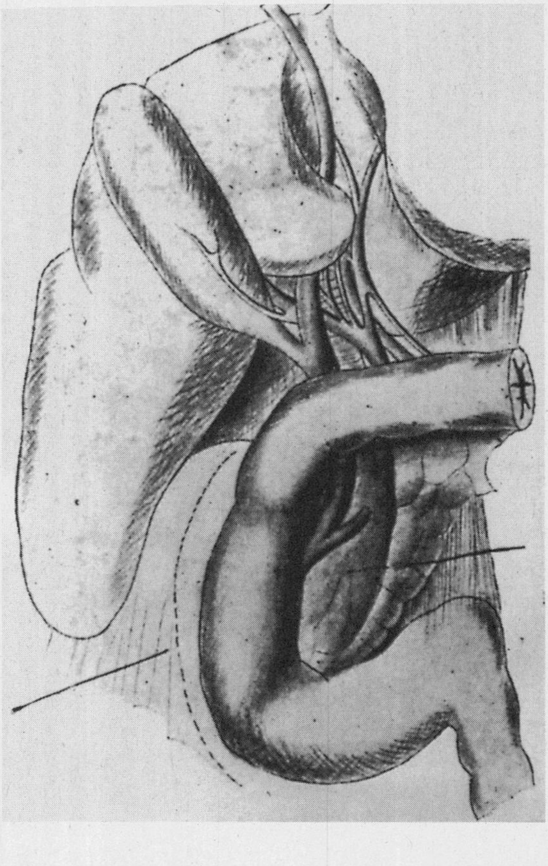

Abb. 1a. Mobilisierung des Duodenums (die Trennlinie des Peritonealblattes ist durchbrochen eingezeichnet.

rechten Seite der Pars descendens duodeni... Wir empfehlen reichlich zwei Finger breit entfernt vom Rande des Duodenums... dieses dünne Peritonealblatt mit dem Messer zu spalten... Die Vorderfläche des Duodenum, welche zur Vereinigung mit dem Magen kommen soll, behält ihren völlig intakten Peritonealüberzug. Dies ist für die Gastroduodenostomie ausschlaggebend; denn... eine völlig sichere Vereinigung mit dem Magen wird zugelassen. Wer sich einmal überzeugt hat, wie leicht und genau sich unter Voraussetzung der Beweglichmachung des Duodenums diese laterale Gastroduodenostomie ausführen läßt, wird von da weg in erster Linie darauf bedacht sein, in dieser Weise der Indikation der Ableitung des Mageninhaltes bei Pylorusstenosen zu genügen» *(Abb. 1a, b)* [55].

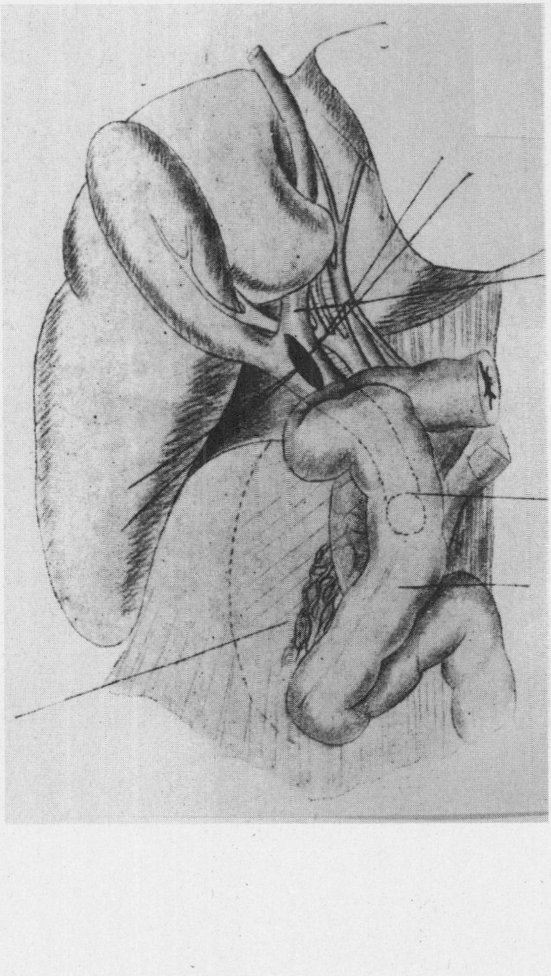

Abb. 1b. Das Duodenum ist vollständig mobilisiert. Die Papille kann inspiziert und palpiert werden. Für die Choledochotomie wurden zwei Haltefäden angelegt.

Kurze Zeit, nachdem die neue Methode der Duodenum-Mobilisation beschrieben worden war, wurde sie begeistert auch für die Gallenwegschirurgie zur retroduodenalen Choledochotomie aufgegriffen. Noch im selben Jahr 1903 erschien im Zentralblatt für Chirurgie ein Aufsatz von de Quervain, der einen solchen Fall für diese Indikation mit der Methode der Mobilisation beschrieb [20].

De Quervain nahm auch Bezug auf die Arbeit von Berg [3] aus dem gleichen Jahre, der neben Lorenz [64] auch an Leichenversuchen die Duodenalmobilisierung nach Kocher zur retroduodenalen Choledochotomie aufnahm, und gab an, daß diese Eingriffe bereits vor den Anregungen Bergs ausgeführt worden seien.

Jene von Kochers Mitteilung ausgeführten Mobilsierungen bestanden, soweit sich aus den oft nicht sonderlich genauen Beschreibungen der gemachten Eingriffe entnehmen läßt, meist in teilweiser Ablösung, besonders des unteren Duodenalwinkels, während gerade der, die gesamte Konvexität des Duodenums einbeziehende Peritonealschnitt mit der Mobilisierung der gesamten Pars descendens und der möglichst weitgehenden Verziehung des Duodenums nach einwärts den wesentlichen Vorteil für die Magen- und Gallenwegschirurgie brachte [62, 74, 80].

Die Idee Kochers, die Magenresektion mit Gastroduodenostomie durch ein spezielles technisches Vorgehen zu ermöglichen, führte nicht nur zur Verbreitung der Billroth-I-Resektion, sondern gab auch neue entscheidende Impulse für die Gallenwegschirurgie. Auch die Pankreaschirurgie erhielt einen wesentlichen Antrieb, und so schreibt Kausch 1912: «Es ist jedenfalls unzweifelhaft, daß die Mobilisierung des Duodenums nach Kocher die Differentialdiagnose zwischen einem Papillenkarzinom, einem Papillenstein und den anderen in Betracht kommenden Affektionen ganz außerordentlich erleichtert und die Diagnose mit ziemlicher Sicherheit stellen läßt» [46].

Theodor Kocher wurde am 25. 8. 1941 in Burgdorf, Kanton Bern, als zweiter Sohn von sechs Kindern geboren. Sein Vater, I. A. Kocher, war Oberingenieur und später Staatsinspektor der Eisenbahn, hatte durch seine technische Denkweise starken Einfluß.

Als ständiger Primus war Kocher in der Schule unter seinen Mitschülern keineswegs beliebt. Man erwartete, daß er Philosophie oder Kunst studieren werde. Kocher entschied sich aber für die Medizin und studierte nach bestandenem Abitur ab 1859 in Bern. Seine Lehrer waren der Pathologe Anton Biermer, ein Schüler Virchows, der Anatom Christian Theodor

Aeby, der Physiologe Gabriel Gustav Valentin und der Chirurg Hermann Demme (1802–1867).

Nach dem Staatsexamen 1865 und der Promotion im gleichen Jahr begann Theodor Kocher mit Studienreisen durch Europa. Er besuchte Berlin (Virchow), Hamburg, London und Paris.

Nach seiner Rückkehr nach Bern wurde er Assistent von Albert Lücke (1829–1894), der als v. Langenbeck-Schüler 1865 nach Bern berufen wurde. Bei ihm habilitierte sich Kocher und bekam als Privatdozent rasch eine große Praxis. Nach der Berufung von Lücke an die Unversität Straßburg 1871 wurde Theodor Kocher 1872 mit 31 Jahren sein Nachfolger. Die Wahl erfolgte gegen den Vorschlag der Berner Medizinischen Fakultät

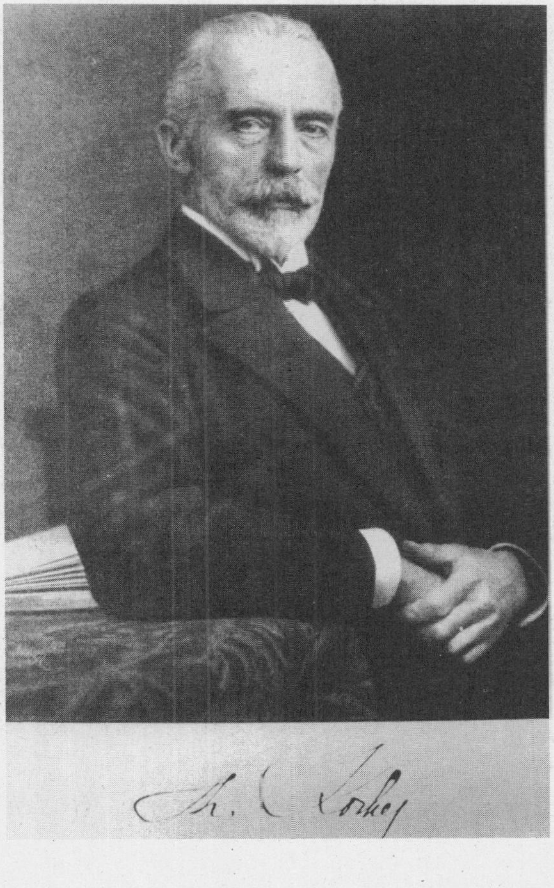

Abb. 2. Porträt Theodor Kochers (ca. 1895). [80]

Diese hatte Franz König (1832–1910), einen Schüler von v. Langenbeck, der 1875 an die Universtität Rostock und 1895 an die Charité berufen wurde, vorgeschlagen. Gegen diesen Vorschlag setzte die Regierung des Kantons Bern die Berufung Theodor Kochers durch. Dem damals wenig bekannten Kocher standen berühmte Chirurgen wie Billroth und v. Langenbeck zur Seite.

Kocher war einer der ersten Schweizer Chirurgen, der die antiseptische bzw. aseptische Operation einführte. Er benutzte nicht resorbierbare Seide als Unterbindungsmaterial, und er war es erstmals, der diese Ligaturen bleibend in der Operationswunde versenkte.

Als Kliniker am Krankenbett war Kocher unübertrefflich. Sein tiefes Eindringen in die Anamnese, seine exakte klinische Untersuchung, die Berücksichtigung aller Laborwerte sowie seine ruhigen Überlegungen führten stets zur richtigen Diagnose *(Abb.2)* [21].

Bahnbrechend waren seine Forschungen über die Struma und machten ihn weltbekannt. Ohne Zweifel kann man seit Kocher vom Beginn der Lehre der Inneren Sekretion sprechen. Als Begründer der Strumaoperationen ist sein Stellenwert ebenso wertvoll, da er die Technik bis in kleinste Details ausgearbeitet und in seiner Operationslehre beschrieben hat [50, 51, 56]. Bekannt ist ferner die Kochersche Repositionsmethode (Elevation-Rotation) bei Schulterluxationen.

1909 erhielt Theodor Kocher den Nobelpreis für Medizin. Er hatte das Glück, in einer stürmischen Entwicklungsperiode der Chirurgie zu leben. Durch seine Forschungen und seinen genialen Erfindungsgeist wurde er zu einem Mitbegründer der modernen Chirurgie.

Während seiner Zeit in Bern, wo er 45 Jahre arbeitete, lehnte er Berufungen nach Prag, Bonn, Wien und Berlin ab und blieb seiner Vaterstadt treu. Aus der Vielzahl seiner Schüler wurden sieben zu Ordinaiern und zahlreiche zu Chefärzten berufen. Die wichtigsten sind Fritz de Quervain (Basel, Bern), Otto Lanz (Amsterdam), Harvey Cushing (Neurochirurg, Boston), Cesar Roux (Lausanne), Hermann Matti (Bern) und Karl Garré (Breslau, Bonn).

Theodor Kocher starb am 27.7.1917 im Alter von 75 Jahren in Bern.

Dr. H. B. Reith,
Chirurgische Klinik, Ruhr-Universität Bochum, Knappschaftskrankenhaus,
In der Schornau 23–25, W-4630 Bochum (BRD)

Theodor Billroth – Ein Leben für die Chirurgie, Karger 1992, pp 67 – 86

VII. Theodor Billroth in seinen Briefen

K. O. Kagel

Radiologisches Institut, Evangelisches Krankenhaus Hamm

Theodor Billroth in seinen Briefen – eine außergewöhnliche Gelegenheit, eines Wissenschaftlers, Arztes und Menschen zu gedenken, der das Kapitel Chirurgie der letzten 100 Jahre so eindrucksvoll prägte.

Ungewöhnlich auch, daß ein Großteil der erhalten gebliebenen Briefe Billroths bereits in seinem Sterbejahr 1894, von Georg Fischer [24] zusammengetragen, erschien. Hingegen ist der private Briefverkehr zwischen Billroth und der Familie Seegen 100 Jahre später 1984 zunächst in Englisch von K. B. Absolon herausgegeben worden. 1985 besorgte E. Kern die erste deutsche Übersetzung [1, 2].

Billroth hat sich in seinen Briefen in allen Lebens- und Wirkungsbereichen offenbart, so sind sie ein Zeugnis und eine Quelle, einen Blick in das Auf und Ab dieses ungewöhnlichen Mannes zu tun.

Kein Lebensbereich blieb in der brieflichen Kommunikation mit seinen Freunden ausgespart. Immer wieder entdeckt man den väterlichen Freund, den Ratgeber, den Lehrer und Hochschullehrer, den Politiker und Hochschulpolitiker, den faszinierten und faszinierenden Musiker und den großartigen und gütigen Menschen. Die Sammlung von Fischer umfaßt 553 Briefe Billroths. Das Ansinnen Fischers fand Zustimmung mit allem Respekt vor vertraulichen Äußerungen, familiären Offenbarungen und persönlichen Nöten.

So hat der Anatom His, früher Basel, später Leipzig, aus 134 Briefen sorgsam ausgewählt und dem Herausgeber das Anliegen in einem Begleitbrief angetragen. His schreibt am 21. Dezember 1894: «Die in meinem Besitz befindliche Korrespondenz von Theodor Billroth habe ich nunmehr zusammengestellt und geordnet. Abgesehen von einigen, wie ich hoffe, noch ausfüllbaren Lücken zähle ich 134 über die Jahre 1858–1893 sich erstreckende Briefe. Jetzt, da ich diese Dokumente in ihrem Zusammenhange durchgehe, tritt mir daraus das Leben des dahingeschiedenen Freundes wie ein einheitliches und harmonisch vollendetes Kunstwerk entgegen. Mit allen ihren menschlichen Zügen äußerte sich in den Briefen dessen edle und reine Natur immer sich selber getreu bleiben, immer wahr, immer nur nach Großem und Gutem streben.

Wie schwer es mir indessen wird, Ihnen von Briefen Billroths zur Veröffentlichung mitzuteilen, das habe ich Ihnen bereits geschrieben. Einzelnes aus dem Verband herauszureißen, tut mir leid. Das ganze aber in fremde Hände zu geben ist undenkbar. Nicht dazu äußerte man einem Freunde vertrauensvoll, was einem jeweilen bewegt, damit nach kaum geschlossenem Sarge alles der Druckerpresse überantwortet werde. Auch sind in unserer Korrespondenz das Leben unserer beiderseitigen Familien und mein eigenes innig mit verflochten. Ihrem erneut ausgesprochenen Wunsch nachkommend, habe ich indessen aus den Briefen einige Äußerungen zusammengestellt, von denen ich annehmen darf, daß Sie Billroths Denkweise und Streben auch bei anderen klarzustellen vermögen.»

In Bergen auf Rügen geboren, führte ihn sein Weg nach Greifswald. Das Greifswalder Jahr war ohne wesentlichen Nachklang für ihn, und er folgte 1849 dem Chirurgen Wilhelm Baum nach Göttingen. Baum ist die erste prägende Gestalt in Billroths Leben. Über die Greifswalder Zeit ist nur Billroths Bekenntnis erhalten, sich vorwiegend der Musik gewidmet zu haben.

Zeit seines Lebens blieb er seinem ersten Lehrer, Wilhelm Baum, tief verbunden, und seine Briefe an diesen zeugen von tiefer, herzlicher Wärme und Dankbarkeit für seinen Lehrer. Briefe, oft viele Seiten füllend, lesen sich wie ein tiefgründiges Gespräch.

Den Studenten Billroth erleben wir in Briefen nicht mehr. Von Göttingen zog es ihn nach Berlin zu v. Langenbeck. Aus dem einst eher oberflächlichen Studenten der Medizin ist ein zielstrebiger, tiefsinniger Mensch mit kühnem Forscherdrang geworden, der sein Leben scheinbar nach festen Plänen prägt. Schon 1857 als junger Doktor bemüht er sich um eine selbständige Arbeit in Danzig, und er wendet sich an Wilhelm Baum: «Meine Bitte an Sie, lieber Herr Professor, geht nun dahin, mir womöglich ein Zeugnis auszustellen, welches ich bei einer demnächst nötigen Eingabe an die Danziger Kommission des Krankenhauses beilegen möchte.»

Sein Wirken aber führte ihn nicht nach Danzig, und schon wenige Wochen später, unter dem 20. November 1857, schreibt er an Wilhelm Baum. «Die Verhältnisse haben seit kurzem in meinen Arbeiten einen plötzlichen Umschwung herbeigeführt, der später oder früher kommen mußte, und den ich zum Teil selbst wünschte. Nachdem ich mich noch im vorigen Sommer mit der Histologie sehr speziell beschäftigt hatte, so daß ich vorwiegend davon eingenommen wurde, ist jetzt völlig das Gegenteil eingetreten: mir liegt jetzt plötzlich das Mikroskop ganz fern, und ich fürchte fast, daß ich nicht einmal meine unvollendeten Manuskripte zu beendigen Zeit gewinnen werde. Da mir durch Langenbecks Bemühungen vom Ministerium Leichen zur Disposition gestellt wurden, um im Winter Operationskurse zu halten und dies von seiten der jungen Ärzte und Studierenden zu meiner größten Freude sehr viel benutzt wird, so stecke ich jetzt bis über die Ohren in operativer Technik.»

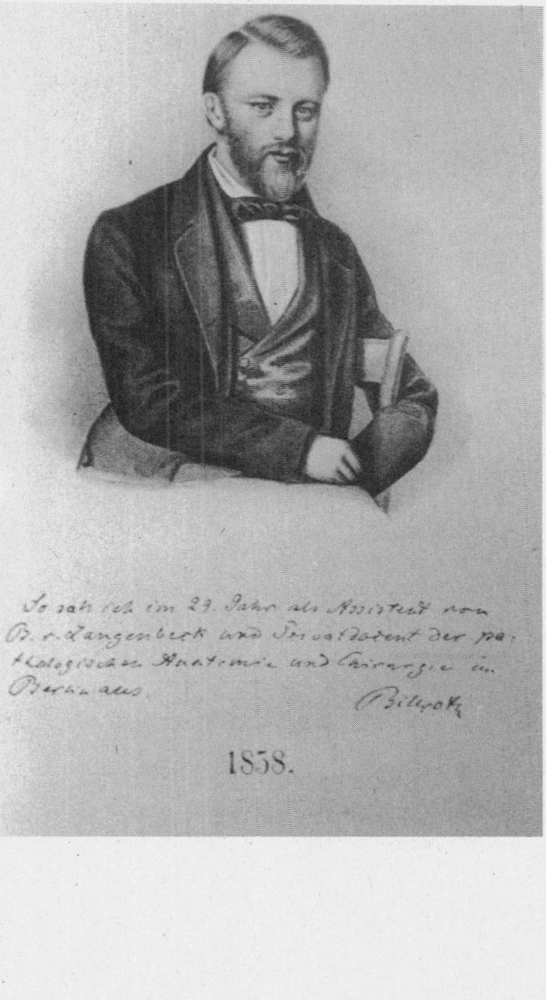
So sah ich im 29. Jahr als Assistent von B. v. Langenbeck und Privatdocent der pathologischen Anatomie und Chirurgie in Berlin aus.
Billroth
1858.

Abb. 1. Billroth im Alter von 29 Jahren (aus G. Fischer: Briefe von Theodor Billroth, Hahn'sche Buchhandlung Hannover/Leipzig 1896).

Der Chirurg Billroth ist geboren! Und so nimmt es nicht wunder, daß der Ruf nach Greifswald Anfang 1857 für ein Extraordinariat der Pathologie ungehört verhallt. (Abb.1)

Er schreibt an Wilhelm Baum am 7. April 1858: «Die Greifswalder Fakultät wünscht mich für Pohl als Professor für Pathologische Anatomie. Doch ist die Dotation der Stelle gar zu dürftig im Verhältnis zu meiner hiesigen Einnahme; und außerdem habe ich zu wenig Interesse für die reine Pathologische Anatomie.»

Billroth durchlebt eine schaffensfrohe Periode bei v. Langenbeck in Berlin. Und in dieser Zeit bekennt er an seinen ersten Lehrer Wilhelm Baum: «Ich bin im allgemeinen so vom Glück begünstigt gewesen und von Langenbeck so sicher gehalten, daß er mich wirklich lieb hat, wie ich ihn, daß ich nicht klagen kann.»

Zeugnis für die Wertschätzung Billroths durch v. Langenbeck legt auch die Tatsache ab, daß der junge Billroth nach seiner Vermählung mit Christel Michaelis am 20. August 1858 in Rheinhardsbrunn/Thüringen an der Klinik als Assistent verbleiben durfte. Noch in Berlin erlebt Billroth den Krieg, und unverhohlen offenbart er seinen Standpunkt, indem er an Wilhelm Baum am 18. Mai 1859 folgendes schreibt: «Doch Preußen hat schlimmere Zeiten durchgemacht und wir werden mit Gottes Hilfe auch diese Krisis überstehen! Für den französischen Kaiser wäre es wert, irgendeine ganz neue Strafe zu ersinnen; ich werde vorschlagen, ihm die Glieder Zoll für Zoll zu exrasieren!»

Billroth hat sich in allen Stimmungslagen seinen Freunden anvertraut, und so finden wir Briefe zwischen himmelhochjauchzend – zu Tode betrübt. An Fock in Magdeburg schreibt er am 15. Dezember 1859: «Ich für meine Person habe in neuester Zeit einen Kummer gehabt, der mich sehr gekränkt hatte, da ich begründete Aussichten auf die Professur in Zürich hatte, die sich leider nicht realisieren, so daß ich nun wieder hier sitzenbleibe. Ich habe auffallendes Pech mit meinen Bewerbungen nach außerhalb; es scheint, daß ich durchaus hier verkümmern soll. Einst flogen meine Pläne hoch, jetzt bin ich zufrieden, meine Existenz hier gesichert zu sehen.»

Am Weihnachtsbaum fand Billroth dann den Brief, welcher ihn, den 30jährigen Privatdozenten, die Ernennung zum ordentlichen Professor der Chirurgie in Zürich brachte.

Und obwohl Billroth später seiner Züricher Zeit oft nachträumte, kamen nach einem Ruf an die Rostocker Universität schon im ersten Jahr Bedenken.

Wieder an Baum schreibend zweifelte er und entschied sich doch nach vorn blickend. Unter dem 15. Dezember 1860 finden wir in diesen Brief folgende Äußerung: «Bei vielen Vorteilen der hiesigen Stellung ist einerseits die pekuniäre Beengtheit drückend für mich und meine Familie; andererseits bleibt ein Deutscher in Zürich stets ein Fremder, und dieses Gefühl kann durch die Liebenswürdigkeit einzelner nicht ganz unterdrückt werden; ein behagliches, gemütliches Wohlsein ist hier nicht zu erwarten. Es kommt hinzu, da sich meine Frau hier sehr unglücklich fühlt, was mich oft recht bedrückt. Diesen Schattenseiten gegenüber gibt es glänzende, innerliche und äußerliche Lichtseiten, wovon ich nur nennen will das große, schöne Hospital, das reiche Material an Kranken, und im Sommer zumal der Reiz der großartigen und dabei doch so lieblichen Natur. Sie werden mir daher wohl zugeben, lieber Herr Hofrat, daß ich diese Vorteile nur gegen andere aufgeben kann. Das nordische Leben in Rostock würde meiner Pommernatur wohl behagen, auch die pekuniäre Stellung wäre besser als hier, meine Familie würde sich dort wohler fühlen, und ich wäre wieder in Deutschland. Das sind die Punkte, die mich reizen. Doch unter den von Ihnen geschilderten Verhältnissen könnte ich wohl kaum darauf eingehen, dabei würde ich wissenschaftlich Schaden leiden.»

In einem Brief vom 16. März 1861 an Wilhelm Baum charakterisiert sich Billroth selbst: «... und haben Sie Nachsicht mit einem Ihrer älteren Orchestermitglieder, nämlich mit Ihrem Geiger, der danach strebt, der Erste zu werden, der Ihre Theodor Billroth.»

Die Aufgabe in Zürich beflügelt ihn, daß er einen Ruf nach Heidelberg 1864 ablehnte. Persönlich bekennt er aus Zürich an His unter dem 9. April 1866: «Was mich betrifft, so geht es mir über alles Verdienst gut! Und wenn ich jetzt sterben sollte, so wäre ich einer der glücklichsten Menschen gewesen! Alles schlägt mir gut ein. Es wird mir manchmal bange dabei. Ich habe die fixe Idee, daß ich noch einmal an einen der größesten Plätze meiner Wissenschaft in Wien und Berlin kommen werde, lächerlich!»

Seine Träume reichten ebenso nach Leipzig wie nach Frankfurt. Im Dezember 1866 schrieb er: «Wollen Sie mich einst in Frankfurt haben an die Zukunftsuniversität, so komme ich gern, doch muß es bald sein, sonst werde ich zu alt.»

An Esmarch in Kiel schreibt er am 6. Februar 1867: «Ich fühle mich schon seit längerer Zeit hier unbehaglich, denn ich sehe ein, daß ich hier meinen Wirkungskreis nicht vergrößern kann. Ich habe hier alles erreicht, was ein Chirurg je erreichen kann, und das ist für einen Menschen von 37

Jahren doch ein recht entschiedenes Unglück. Wenn ich nicht bald von hier fortkomme, werde ich bald ganz fettig degenerieren.»

So suchte Billroth nach neuen Aufgaben, neuen Herausforderungen. Die Berufungsfrage nach Wien wird für ihn eine echte Geduldsprobe, und so schreibt er am 7. Februar 1867 an Eiser in Frankfurt: «Die Angelegenheit mit Wien schlief lange Zeit, läuft aber seit einigen Tagen wieder sehr energisch. Ich stehe in Korrespondenz darüber mit Pitha und Arlt, an mir soll es nicht liegen, wenn ich nicht komme. Mag der ganze Kaiserstaat zerfallen, solange ich lebe, wird Wien noch immer eine sehr große und lustige Stadt bleiben. Bitte sagen Sie hiervon nichts an Kirchner, ich wünsche die Züricher eventuell zu überraschen.»

Und nur wenige Tage später bekennt er an Lübke in Stuttgart: «Seit einiger Zeit formiert sich aus winterlanger, nebelhafter Mißstimmung und Lebensüberdruß wieder ein bestimmtes Bild: ich soll doch noch nicht ausruhen, noch nicht in dem Philisterschlaf den Lebensrest verduseln. Seit einigen Wochen saugt eine immer anwachsende Partei der Wiener Medizinischen Fakultät sehr stark an meiner Seele; ich bewundere die Leute. Sie wollen einen Preußen, einen Ketzer in die erste dortige Chirurgenprofessur bringen; es mag wohl Mut dazu gehören, das jetzt in Wien zu wollen. So habe ich keine Ruhe. Der Himmel voller Bratschen! Himmelhochjauchzend, vielleicht auch bald zu Tode betrübt. Komme ich durch die Fakultät, wie komme ich dann durchs Ministerium, das man in diesem Fall doch nicht als den bekannten, leicht zu überspringenden Hundeschwanz betrachten kann. Sie werden mich für recht toll halten! Hier mit 37 Jahren die Empfindung zu haben, im Besitz des höchsten Gehaltes, im Lande alles je Erreichbare erreicht zu haben, möchte mancher ein Glück nennen; für mich ist es ein Elend!

Im Überschwang schreibt er am 2. August 1867 wieder an Lübke in Stuttgart: «Alles packet, racket, knacket, windet, bindet, findet nicht das Rechte gleich, wickelt um Papier alles, rennet, rufet hin und her. Kaum, daß noch ein kleines Plätzchen an dem Schreibtische übrigbleibt, wo ich auf einem kleinen Fleckchen von Papier noch schreiben kann; selbst stets in Acht nehmen, daß nicht eingepackt ich werde, welch ein Trubel, welch ein Jubel, fort von Zürich hin nach Wien!»

Aber auch die Wiener Verhältnisse brachten für einen Mann wie Billroth bald Verdruß, wie er in einem Brief an Esmarch in Kiel am 7. Juni 1868 schreibt: «Wenn ich es nur erst dahin gebracht habe, womit meine Kollegen hier immer angefangen haben, nichts wissenschaftlich zu arbeiten, nur für meine Person zu sorgen, die Amtsgeschäfte und die Klinik notdürftig nebenbei zu erledigen, die Schweinewirtschaft im Krankenhaus gehen zu lassen, wie seit 100 Jahren – dann könnte ich ganz glücklich hier sein, dann wäre ich erst ein echter Wiener geworden. Vorläufig bin ich hier allen ein Gräuel! Mein Vertrauen steht allein auf die Jugend, die bildungsfähig ist und mir folgt.»

In einem Brief an Lübke in Stuttgart im Juni 1868 liest es sich so. «Ich werde wohl nie die behagliche Stimmung meiner hiesigen Kollegen erlangen, welche von dem Moment an, wo sie Professoren wurden, nichts mehr arbeiteten, sondern nur ihrer Praxis und ihrer Familie leben. Charakterisiert

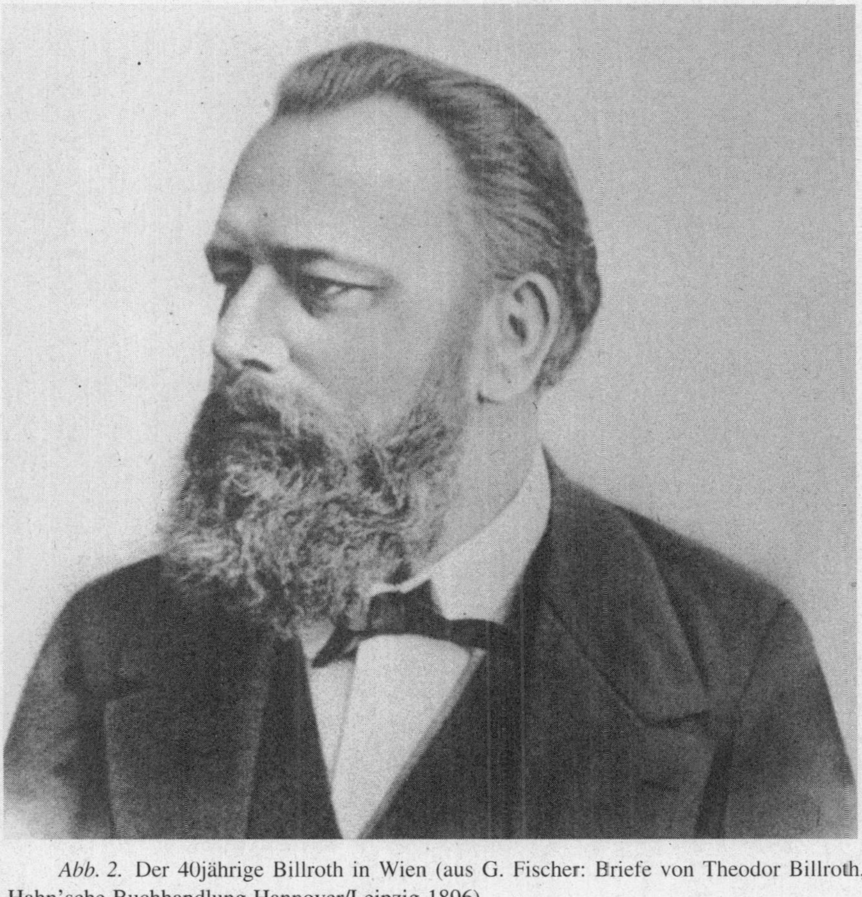

Abb. 2. Der 40jährige Billroth in Wien (aus G. Fischer: Briefe von Theodor Billroth, Hahn'sche Buchhandlung Hannover/Leipzig 1896).

die Wiener, daß eine Stellung in Wien für sie das Höchste ist, was ein Sterblicher erreichen kann. Daß ihr Name über Wien und Österreich hinausreiche, daran liegt ihnen nichts. Die Wissenschaft hängt den Praktikern hier an wie ein Kostüm, welches sie anlegen zur Vorlesung und zur Praxis und dann als harmlose Menschen auf ihre Landhäuser zurückkehren. Wien ist das höchste Ziel eines Österreichers, über Wien geht der Ergeiz nicht hinaus.

Glückliche, beneidenswerte Menschen. Daß ihre Professur und selbst ihre Praxiskostüme fadenscheinig und ihre Perücken voll Motten sind, das hat man bis 1866 hier nicht bemerkt; jetzt werden es nach und nach die Studenten sehen. Die Fakultäten der alten und berühmten Universität Wien halten zur Zeit kaum einer deutschen Universität kleinsten Kalibers Stich. Glückliche Leute.»

Aus dem einst lustigen Studenten ist lange ein ernsthafter Wisenschaftler und Mensch geworden *(Abb.2)*. Er bekennt seinem Freund Lübke am 5. 1. 1871: «Hätte ich die Kraft, mich in den Strudel zu stürzen, so könnte ich vielleicht ein lustiges Leben führen, vielleicht. Ich fürchte, auch das ist zu spät. Ich bin zu Tugend verdammt, habe mich zu tief ins Denken und Grübeln versenkt, und da ist es mit dem leichten heiteren Genuß des Lebens vorbei. Also zum tugendhaften Gelehrten verdammt. Es bleibt mir natürlich nichts anderes übrig, als zu Hause zu arbeiten», und weiter heißt es «keine Stellung im Leben, kein Verhältnis könnte mich auf die Dauer glücklich machen; jeder Gedanke an ein dauerhaftes Verhältnis ist eigentlich schon ein geistiger Selbstmord. Nachdem dieser nun vollzogen ist, wo ich nun Hofrat und Professor der Chirurgie bald durch Zufall geworden bin, obgleich ich eigentlich alle halben Jahre etwas anderes sein möchte, so finde ich mich in mein Schicksal und hoffe tief betrauert von meinen Angehörigen und Freunden, mit dem letzten Atemzuge zu leben aufzuhören und ein anständiges Begräbnis zu bekommen.»

Die Kriegsereignisse 1870/71, auf die zu sprechen zu kommen noch notwendig sein wird, mögen zu dieser Stimmung beigetragen haben. Früh schon äußerte sich Billroth über das Altern, als ahnte er, ein hohes Alter nie zu erreichen. An Meisner schreibt er am 5. Januar 1875: «Manches Glückliche und Unglückliche ist inzwischen über uns ergangen, doch denke ich, dürfen wir uns beide nicht beklagen, nicht viele aus unseren damaligen Kreisen haben das Ziel ihres Strebens erreicht. Ich stehe auf einem vielfach beneideten Posten, doch außerhalb des deutschen Vaterlandes, das hat so alles seine zwei Seiten. In meiner Familie hatte ich manches Mißgeschick, alle meine vier Brüder sind tot, von sechs Kindern sind mir drei gestorben. Ich fühle meine Kräfte auch matter werden. Mein Stern beginnt zu sinken, das ist so der Welten Lauf.»

Dem engen Freunde Hanslick läßt er am 13. Oktober 1875 wissen: «Immer häufiger sehe ich aus dem Kreise meiner Freunde einzelne scheiden und merke auch daran, daß ich älter und älter werde. Die Welt geht dabei weiter, und die Oberfläche des großen Mehlbreies, Welt genannt, nimmt schnell wieder ihre Form an, es mögen noch so viele in ihr versinken. Da auch mein Herz, wie das unseres verstorbenen Freundes, etwas verfettet und erschlafft ist, so daß es jeden Augenblick sich auf einen Stillstand zu lange ausruhen könnte, so möchte ich meine Freunde öfter und öfter bei mir sehen.»

Noch im selben Jahr beginnt er in seinem Nachlaß zu sortieren und läßt Richard Volkmann in Halle wissen, indem er seine künstlerischen Äußerungen an denen Volkmanns mißt.

Er schreibt: «Herzlichen Dank noch einmal für Deinen meisterhaften Jahresbericht, aus dem ich viel gelernt habe, nicht minder für die letzte Sendung der hübschen Gedichte, die mich sehr erfreut haben. Ich habe meine poetischen Stimmungen früher öfter in mancherlei Kompositionen ausgelassen, und große Stöße in Notenpapier, von mir mit allerlei bekritzelt, haben sich bei mir angehäuft. Vor zwei Monaten habe ich alles verbrannt, denn es gefiel mir nichts mehr davon.»

Billroth bewunderte in Richard Volkmann den Dichter, der unter dem Pseudonym Richard Leander u.a. «Träumereien an französischen Kaminen» schrieb. So ist von Billroths Kompositionen und Dichtungen nur erhalten, was in Briefen an Freunde zu finden ist.

Verlassen wir einen Augenblick Billroth in Selbstbekenntnissen mit einem seiner Verse aus dem Jahre 1891 an Johannes Brahms:

«So bracht der letzten Tage Unbehaglichkeiten,
an schlimmere Zeiten mahnende Erinnerungen,
wohl manche mit. Den Blick nach vorwärts,
kann das von Krankheit müd beschwerte Auge
kaum noch in der verkürzten Zukunft Bilder erfassen.
Seh ich wohl recht! Gebt mehr mir Licht!
So nah, doch kann des Fernpunktes Ende
mir noch nicht sein.
Und doch wie schön das Ende,
des unstet ruhelosen Strebens! Seelige Ruhe.»

Besuchen wir nun den berühmten, ruhelosen Wissenschaftler in seinen Briefen.

Mit jugendlicher Begeisterung folgte er den Ideen seiner Lehrer, und er wurde zum kritischen Wissenschaftler, der keinen Gedanken zu Papier brachte, ohne ihn oftmals geprüft und gegengeprüft zu haben. Polemische Diskussionen haßte er besonders. So wundert nicht sein Bekenntnis an Baum vom 19. August 1859: «Henles Kritik meiner Arbeiten hat mich recht betrübt. Er erklärt meine Darmnerven für zerfallene elastische Fasern, er hat sie gewiß nicht nachuntersucht. J. Müller hat alle meine Präparate darüber nachuntersucht. Er und Dubois haben mir darüber ihre größte Freude ausgedrückt und Henle erklärt sie für ein Phantom, eine Täuschung. Ist diese Art der Kritik auch Wissenschaft? Ist das eines Mannes wie Henle würdig, die Wissenschaft so zu betreiben? Meine Untersuchung der Struktur der Tonsillen hat er nicht einer Silbe gewürdigt, vermutlich weil sie gegen seine Ansichten sprechen. Diese Art, alles zu leugnen, was nicht von ihm selbst ausgegangen ist, und wie die Österreichische Politik immer auf demselben Punkte sich zu drehen, wird ihn bald zu einer völlig vergessenen Persönlichkeit machen.»

In dieser Zeit finden wir Vorstellungen über die redaktionelle Gestaltung von wissenschaftlichen Zeitschriften. Billroth verdanken wir die Einführung der exakten Temperaturmessung im Krankheitsverlauf, wie es in dem Fach Innere Medizin bereits üblich war. Wir verdanken ihm die Führung von Krankengeschichten und Krankenarchiven, medizinischer Statistik und dies schonungslos gegen sich selbst. Er hat die Ehrlichkeit in die Chirurgie eingeführt, er hat die Chirurgie zur Wissenschaft erhoben.

Bezeichnend ist sein Bekenntnis in einem Brief an Krönlein in Zürich vom 14. Oktober 1872: «Im ganzen bemühte ich mich immer, meine statistischen und therapeutischen Resultate so schlecht herauszurechnen; mir bleibt nur alles Mißlungene im Gedächtnis, das Gelungene betrachte ich als selbstverständlich, auch ohne mich gelungen.»

So schreibt er an Esmarch in Kiel schon 1862: «Doch hoffentlich wird Ihnen die darin neu angemahnte, streng kritische Richtung behagen, denn bisher gab es gar zu viele Koketterie mit Operationen usw. in der chirurgischen Literatur. Es ist Zeit, daß man wieder mehr ans ärztliche Beobachten mahnt, ich weiß, daß Sie darin mit mir übereinstimmen werden und glaube auch, daß die Zeit mit Operationen und pathologischer Anatomie übersättigt ist. Eine neue Arbeit (Beobachtungsstudien über Wundfieber und akzidentielle Wundkrankheiten) bereite ich vor, nämlich einen Versuch einer chirurgischen Epidemiologie zur Entscheidung der Frage, ob Erysipel, Trismus, Eiterungen an äußeren Teilen wirklich epidemisch auftreten, wie es den Anschein oft genug hat. Ich sammle augenblicklich von den Ärzten des Kantons Zürich Beobachtungen hierüber ein aus den Jahren 1860 und 1861. Die Zahlen werden nicht eminent sein, doch glaube ich, daß nach dieser Richtung Exakteres angebahnt werden sollte.

Wenn Sie mir über meine Fieberarbeit Ihr aufrichtiges Urteil schreiben wollen, würde ich mich sehr freuen, da Sie wissen, wieviel Wert ich darauf lege.»

In Briefen legt Billroth seine Gedanken offen, oft fragend auch, dann begeistert und auch wieder betrübt, stets aber die Grenzen des Faches immer zu überschreiten versuchend. So diskutiert er 1870 in einem Brief an His: «Ich stecke jetzt in Dingen, deren Zusammenhang mit Chirurgie auf den ersten Blick sehr rätselhaft erscheint, nämlich in dem Studium über die Herkunft und die Metamorphose der Vibrionen. Die widersprechenden Ansichten über Wundbehandlung, welche in neuester Zeit auftauchen, und die völlige Unklarheit über die Art der Wirkung der angewandten Mittel und Methoden veranlaßt mich, etwas tiefer in diese Sachen hineinzugehen. Dazu sind nun wieder vor allem die Kenntnis der Fäulnisbedingungen von Serum, Blut, Lymphe, Harn usw. bei Körpertemperaturen nötig, und die Kenntnis der Mittel, welche die Fäulnis verhindern.» Er beschließt diesen Brief mit dem Satz «Behandlung der Wunden und der Verwundeten bleibt schließlich das A und Omega der ganzen Chirurgie.»

Weißenburg am 17. August 1870: «Ich habe jetzt große Freude an meinen Lazaretten, die hoffentlich Musterlazarette werden. Der Verlauf der Wunden ist im Verhältnis zu der Schwere der Verletzungen sehr günstig. Ich bin jetzt soweit, daß wir bereits Krankengeschichten schreiben.»

Selbstzufriedenheit kannte Billroth nicht. So finden wir den rastlosen Billroth im brieflichen Gespräch mit His in Leipzig am 25. Oktober 1872 so: «Daß mich die praktische Verwendung meiner Kunst glücklich mache, kann ich nicht sagen, ich bin nicht von den bescheidenen Naturen. Doch daß mich die besten Erfolge meiner Kunst befriedigten, kann ich nicht sagen. Was ich nicht kann, was mir mißglückt, das quält und wurmt mich, und nicht selten verwünsche ich die ganze Chirurgie.»

Billroth forderte strengste Wissenschaftlichkeit. Und so wertete er die bisherige chirurgische Literatur sehr kritisch in einem Brief an Fischer, den Herausgeber der Briefe: «Noch etwas verringert in meinen Augen den Wert unserer besten Vorfahren: Das ist das kleine Material, über das sie verfügten, selbst wenn sie sehr alt wurden und sehr fleißig waren, und die Unzuverlässigkeit. Nicht daß sie gerade Lügen geschrieben haben, sondern daß sie die Mängel ihrer Kunst und ihres Wissens verschwiegen oder nicht als solche zu erkennen vermochten. Sie schreiben um zu zeigen, was sie konnten, nicht um zu zeigen, was sie nicht konnten.»

In Billroths Epoche fallen auch die ersten Erkenntnisse der Antiseptik. Nach kritischer Prüfung wurde er ein vorbehaltloser Verfechter antiseptischer Maßnahmen. Noch zweifelnd bekennt er allerdings 1879 an His: «Ich verkenne die enormen praktischen Fortschritte durch die Antiseptik nicht; doch übersehe ich das ganze große Gebiet der Chirurgie, so nimmt der operative Teil kaum ein Drittel ein, und von diesem ist auch noch vieles der Antiseptik entzogen, alle Operationen am Mund, am Rektum, an der Blase usw. Ich kann es daher nur als eine furchtbare Einseitigkeit ansehen, die Antiseptik mit der Chirurgie zu identifizieren.» Dies ist sicher ein Irrtum Billroths. Im Streit um die Antiseptik ist auch die Freundschaft zu Richard Volkmann zerbrochen.

Briefe sind nicht nur dazu angetan, Billroth als Wissenschaftler umfassend zu würdigen. Wenn jedoch, wie gezeigt werden konnte, Billroth sich auch in seiner Kommunikation brieflich mit wissenschaftlichen Problemen auseinandersetzte, so muß die Leistung Billroths hinsichtlich der Magenchirurgie, die noch heute seinen Namen trägt, kurz erwähnt werden.

Wir finden in einem Brief an Wilhelm Baum eine Mitteilung über die erste erfolgreiche Magenoperation. Er schreibt am 13. Februar 1881: «Meine Magenresezierte muß ich, soweit es die Operation betrifft, als geheilt erklären, heute nach 14 Tagen hat sie zuerst etwas Fleisch genommen; ihre Hauptnahrung besteht freilich immer noch in Milch. Leider war sie vor der Operation schon so marantisch, daß sie sich in ihrer Ernährung nur sehr langsam erholt, auch erschwert ein Dekubitus, den sie schon vor der Operation hatte, die Pflege. Jedenfalls muß man in anderen Fällen früher operieren, bevor der Organismus bis auf eine Vita minima herabgekommen ist.»

In die Wissenschaftspolitik hat sich Billroth schon früh konstruktiv eingehängt. Er war ein Verfechter der Individualität und haßte Schematisierung. In Zürich urteilte er in einem Brief vom 20. April 1862 an His: «Nachdem ich durch eigene Anschauung gesehen habe, wie man in Bern und Basel und hier fleißig wissenschaftlich arbeitet, und wie jede Universität sich bestrebt, sich hervorzutun, würde ich es für wenig vorteilhaft halten, die verschiedenen Bildungsherde zu zerstören, oder auch nur zu beeinträchtigen. Benachteiligt sind nur die französischen Kantone, sie sollten in Genf noch einen wissenschaftlichen Zentralpunkt haben, eine Universität, damit sie nicht nach Paris zuviel geistige Beziehungen haben und nähren.»

Später hat er in Wien seine Ziele kämpferisch durchgesetzt. An Lübke in Stuttgart schreibt er schon am 24. Dezember 1867: «Was die Einzelheiten betrifft, so bin ich recht zufrieden. Ich bin herberufen, um hier zu kämpfen, und daran wird es nicht fehlen. Meine Klinik, in der ich dreihundert junge Leute unterrichten soll, hat zuwenig Kranke (wie man im Kunstausdruck sagt, zuwenig Material). Ich muß mehr Krankensäle, mehr Betten zur Disposition haben. Diese müssen anderen Chirurgen im Krankenhaus abgenommen werden. Da haben sie gleich den Skandal fertig. Ich habe meine Bombe platzen lassen, und alles wütet gegen den Ruhestörer der gemütlichen Philisterei. Drei Monate hat es gedauert, bis ich mein Operationsamphitheater so hergerichtet hatte, wie ich es wollte. Zähigkeit und Ausdauer ist hier notwendig und ist wirksam, weil sie beim Wiener selten vorkommen.»

Billroth hat sich in Wien nicht geschont, immer den Ruf der Universität im Auge, und so war Billroth ein gehaßter und ein geliebter Ausländer in Wien. Wieder an Lübke berichtet er am 27. Oktober 1874 über seinen Vortrag «Ein Wort an meine Schüler am 19. Oktober 1874»:

«Die ewige Malträtierung unserer Fakultät durch eine Clique, welche den schwachen Minister Strohmeier beherrscht, veranlaßte mich neulich in einem klinischen Vortrag zur Eröffnung meiner Klinik, sehr frei von der Leber zu sprechen. Ich schicke dir beifolgend diese sehr berüchtigt gewordene Rede, welche im Zusammenhang mit gleichen Vorgängen an den anderen Fakultäten den Minister sehr zornig gemacht hat. Er scheint noch nicht recht zu wissen, was er mit mir anfangen soll. Die Sache ist etwas eklig für ihn, wo er erscheint, wird er von den Studenten ausgepfiffen. Die politischen Zeitungen hatten mit einem gewissen Behagen den Anfang meiner Rede abgedruckt, eine dieser Zeitungen wurde in Prag konfisziert, wofür mir die Studenten heute eine Ovation darbrachten. Ich habe Mühe, die beschworenen Geister zu bändigen. Sollte man etwas gegen mich vornehmen, so würde ich meine Entlassung verlangen, und ein recht ansehnlicher Studentenkrawall steht in Aussicht. Vielleicht läßt man mich ruhig. Wir werden sehen. Die Sympathien sind für mich, nicht nur der Studenten, sondern auch der meisten Kollegen. Vielleicht ist es der Anfang einer politischen Karriere.»

Es wurde schon erwähnt, daß Billroth sich freiwillig als Feldchirurg im Krieg 1870/71 auf Preußens Seite stellte. Am Sieg Preußens zweifelte er nicht. Wir finden aus dieser Zeit eine Reihe von Briefen an seine Frau. Aus Heidelberg schreibt er am 5. August 1870: «… das Vertrauen auf den Sieg unter Preußens Führung ist hier in Süddeutschland das Auffallendste für jeden Fremden..» Und aus Weißenburg schreibt er schon einige Tage später: «… ja, man muß mitten drin sein im Krieg, um das Schreckliche desselben und auch das Großartige davon zu empfinden.» Das Letztere bezog er auf die Gewißheit des Sieges durch Preußen.

Die Lazarettarbeit hat Billroth vollkommen organisatorisch umgestaltet, auch dieses traurige Kapitel der Chirurgie wissenschaftlich gestaltet und bearbeitet. In einem Brief vom 12. August 1870 ebenfalls an seine Frau berichtet er über seine Lazarettarbeit: «Meine Tätigkeit hier in Gemeinschaft mit Czerny ist eine außerordentlich glückliche und segensreiche. In wenigen Tagen hoffe ich, meine Lazarette fast wie meine Klinik instand zu haben. Du hast sehr großen Anteil daran, ohne Dein Verbandszeug, was vor allem, das ich erhalten habe, das beste ist, hätte ich hier gar nichts machen können. Die Art meiner Equipierung hat sich außerordentlich bewährt. Kurz, ich erreiche, was ich wollte: helfen und lernen, denn dieser Feldzug füllt eine große Lücke meiner Erfahrung aus.»

Das Ende des Krieges war auch für Billroth eine große Erleichterung. So schreibt er am 2. März 1871 an Gurlt in Berlin: «Also Friede! Ein glorreicher Krieg, ein glorreicher Erfolg! Ich bin glücklich, das erlebt und wenigstens etwas davon mitgemacht zu haben.»

Die patriotische Siegesgewißheit Billroths darf jedoch nicht zu Fehlentscheidungen führen. Immer stand für ihn der kranke oder verletzte Mensch im Vordergrund. Mit gleicher Hingabe kümmerte er sich um Verletzte der gegnerischen Seite. Und darüber hinaus versuchte er, familiäres Leid zu lindern. Am 25. August 1870 schreibt er an His in Basel: «Im Interesse eines sehr schwer daniederliegenden französischen Offiziers, der noch keine Nachricht von den Seinen in Paris hat und große Sehnsucht danach hat, bitte ich Dich, einliegenden Brief an die Adresse auf die Post zu geben, oder durch das Komitee des internationalen Vereins möglichst bald befördern zu lassen.»

Auf diesen Vorgang nimmt er noch einmal Bezug am 21. Mai 1871 wieder in einem Brief an His in Basel: «Wie lange ist es, daß ich Dir nicht geschrieben habe. Ob Deine Bemühungen, die Familie jenes unglücklichen französischen Offiziers in Weißenburg zu benachrichtigen, etwas genützt haben, kann ich Dir nicht einmal sagen. Er starb einige Tage später infolge seiner fünf schweren Verwundungen, er war ein tapferer Offizier, dabei sanft und liebenswürdig, dankbar für alles, was man für ihn tun konnte. Deine Antwort erhielt ich hier im Januar dieses Jahres. Der Brief war viel in den Feldposten herumgelaufen.» In diesem selben Brief an His bekennt er nach dem Ende des Krieges: «Und doch bin ich Undankbarer, den ein gütiges Geschick mit dem Füllhorn des Glücks stets überschüttet hat, nicht zufrieden! Seit es ein Deutschland gibt, möcht ich in Deutschland wieder sein. Die Sentimentalität gewinnt wieder oft mehr Gewalt über mich als es gut ist.»

Billroth hat eine große Zahl von Schülern um sich geschart. Die sogenannte Billroth-Schule wird an anderer Stelle gewürdigt. Er hat diese seine Schule gepflegt und gehegt und war nicht minder stolz auf die Erfolge seiner Schüler. An Rindfleisch in Würzburg schreibt er am 6. Dezember 1879: «Was soll ich Dir noch von mir sagen. Ich wickle meine Pflicht als Lehrer und Arzt mit aller Gewissenhaft ab und freue mich herzlich der, ich kann wohl sagen, glänzenden Erfolge meiner Schule. Auf Czerny, Menzel, Gussenbauer, Winiwarter, Mikulicz, Wölfler, Klotz, Frisch und viele andere darf ich wohl stolz sein. Sie setzen meine Ideen und meine Arbeit fort. Ich denke aber für mich ‹nun! es will Abend werden!› nicht in Trauer und Betrübnis, sondern in freudiger Ruhe.»

Diese Gedanken des gerade 50jährigen finden wir in der Folge sehr oft. Noch im selben Jahr schreibt er an Kapeller in Münsterlingen: «Meine Arbeitskraft geht zu Ende. Haar und Bart sind fast weiß geworden, doch habe ich auch viel Freude an meinen Schülern, die nicht nur meine flüchtig hingeworfenen Ideen fruchtbar zu gestalten wissen, sondern nicht minder selbständig denken und arbeiten. So sehe ich denn freudig den Abend meines Lebens vor mir und darf mich wohl im Kreise meiner Familie, meiner Schüler, meiner geistigen Söhne und Enkel glücklich schätzen.»

Und in dieser Weise schreibt er dankbar an seinen ersten Lehrer, Wilhelm Baum, am 3. August 1879: «Ich kann Ihnen nicht sagen, wie dankbar ich Ihnen bin, daß Sie gleich beim Beginn meiner Studien den historischen Sinn und die höchste Achtung vor unseren Vorfahren in mir geweckt haben. Es gibt nichts, was mehr vor Überhebung unserer Leistungen schützt, als wenn man sich immer nur im Rahmen des Ganzen denkt. Es gibt jetzt so viele Leute, auch unter unseren besten, die glauben, sie haben die ganze Chirurgie erfunden und mit denen sich nur verkehren läßt, wenn man ihnen dies a priori zugibt. Die Geschichte der Wissenschaft macht keine Sprünge. Wenn einer sich einbildet, er habe einen großen Sprung getan, so muß er ihn gewiß zu ¾ wieder zurücktun. Eine solche kritische Zersetzung zerstört freilich unsere schönsten Illusionen, doch bewahrt sie uns auch vor Selbstüberschätzung und Stagnation.» Der reife Billroth hat gesprochen.

Wenn auch in den künftigen Briefen häufiger Sentimentalität bei dem alternden Billroth überwiegt, so hat doch seine kämpferische Natur nicht gelitten. Am 4. Februar 1881 schreibt er an Czerny in Heidelberg: «Unsinn! Du siegst! Gegen die Dummheit kämpfen selbst Götter vergebens! Das ist das einzige, womit ich mich über das traurige Fiasko trösten kann, das ich mit meinem Leben gemacht habe.»

Im selben Brief schreibt er noch einmal über seine erste Magenresektion: «Über meine Magenresektion werden sie morgen bei Wittelshöfer Näheres lesen. Heute habe ich die Nähte entfernt: Reaktionslose Heilung auch der Bauchwunde. Doch eine kleine Entschädigung für all den Ärger!» Bekanntlich hatte Billroth am 29. Januar 1881 die erste Magenresektion in der Modifikation Billroth I vollbracht.

Billroth hat zeit seines Lebens und namentlich zeit seiner Wiener Tätigkeit um die Reformierung des Gesundheitswesens und um die bauliche Instandsetzung bzw. für den Neubau einer Klinik hartnäckig gekämpft. Lediglich die Einweihung des Ärztehauses war ihm noch vergönnt. Resignierend schrieb er am 7. September 1881 an Czerny: «Ich möchte in der Lage sein, mit dem Jahre 1890 (wenn ich es erlebe), das heißt nach 30jähriger Dienstzeit meine Stellung niederlegen zu können, denn die Verhältnisse der Wiener Fakultät sind mir ganz und gar zuwider. Ich habe mich bis jetzt redlich bemüht, auch für die Fakultät das Beste zu erstreben, doch es war alles umsonst. Die meisten meiner Kollegen und die Regierung dazu haben mich nur ausgelacht, wenn ich irgendwelche idealen Seiten hervorkehrte! Man lacht mich aus, daß ich mich immer noch so ereifere. Nun gut, jetzt bekümmere ich mich um nichts mehr. Die Fakultät wird bald völlig versumpft sein. Was soll ich mir den Abend meines Lebens durch das etwaige Arbeiten gegen einen Wall trüben, den ich doch nicht einzurennen vermag.» Billroth aber hat niemals resigniert. Er hat weitergekämpft bis zu seinem letzten Atemzug.

1882 erhielt Billroth noch einmal einen Ruf nach Berlin. Die Bedingungen waren glänzend. Nach dem Ausscheiden Bernhard v. Langenbecks war Billroth der einzige Kandidat, und v. Langenbeck schrieb am 24. Mai 1882 an Billroth: «Gestern Abend war Fakultätssitzung, um über meinen Nachfolger zu beraten. Ich stellte den Antrag, Sie als einzigen Kandidaten dem Minister vorzuschlagen, und dieser Antrag wurde ohne weitere Diskussion einstimmig angenommen. Das ist, glaube ich, in der Berliner Fakultät noch nicht dagewesen und muß Sie freuen, denn Sie verdanken diese Einstimmigkeit nicht etwa meiner Präponderanz in der Fakultät – eine solche habe ich niemals besessen – sondern allein Ihrer wissenschaftlichen Bedeutung.»

Billroths Ablehnung dieser ehrenvollen Berufung haben ihm die Wiener gebührend gedankt. Kritisch vermerkt er dazu in einem Brief an Lübke in Stuttgart am 6. August 1882: «Ich bin nicht unempfindlich für alles Liebe, was man mir hier in jüngster Zeit erwiesen hat, doch bilde ich mir nichts darauf ein. Die Menge meiner Lebensarbeit kenne ich besser wie andere; sie liegen zum Teil in der Unvollkommenheit meiner Kunst und Wissenschaft. Diese klar dargelegt zu haben und hier und da angedeutet zu haben, welche Wege man gehen muß, um weiterzukommen, ist alles, was ich etwa geleistet habe; es ist wenig genug. Die vielen Beweise persönlicher Anhänglichkeit, welche mir von nah und fern zuteil geworden sind, haben mich herzlich gefreut, und so danke ich auch Dir für Deine freundlichen Worte.»

Eine vielfache Würdigung fand Billroths Beziehung zur Musik und zu seinem Freunde Brahms. Die Briefe an Johannes Brahms füllen oft viele Seiten. Es soll hier nur eine kleine Episode wiedergegeben werden, die auch Billroth nicht ohne Koketterie in einem Brief an Brahms niederschreibt. Am 27. Juli 1883 schreibt er an Brahms, nachdem er ein Stadthaus bezogen hatte nach Recherchen im Grundbuch: «Das Interessanteste bleibt mir immer, daß Johann-Peter Frank und Beethoven in meinem Hause verkehrten, und daß sich ein solcher Verkehr – seien wir einmal arrogant – fast 100 Jahre später in demselben zwischen Dir und mir wiederholte.»

Neben Schumann liebte Billroth besonders Brahms, mit dem ihn eine innige Freundschaft verband. So schreibt er an Hanslich am 12. Dezember 1882: «Ich habe bei jedem neuen Werk von Brahms die sonderbare Vorstellung, daß es speziell für mich und einige wenige andere gemacht ist, und wundere mich immer, wenn es vielen gefällt. Es ist mir eigentlich gar nicht lieb, wenn dies der Fall ist, weil ich den innerlichen Besitz dann mit vielen teilen muß.»

Hingegen finden wir in den Briefen nur einmal einen Hinweis auf Malerei, indem Billroth in einem Brief an Lübke am 2. Juni 1874 schreibt: «In Rom war die große Wiener Bierkneipe am Korso der besuchteste und angenehmste Aufenthalt. Italiener gibt es wenig in Italien, deutsche Professoren und Studenten, Architekten, Wiener mehr als in Wien bilden den Hauptbestandteil der Bevölkerung. Bei dunklem Himmel sieht man von den alten Schmierereien in der Sixtinischen Kapelle zum Glück gar nichts.»

Lassen wir diesen Briefsatz ohne Wertung stehen und kehren nun zu dem lange auf dem Höhepunkt seines Ruhmes stehenden Billroth seiner letzten Wiener Jahre zurück.

Nach einer Italienreise im April 1887 erkrankte Billroth an einer schweren Pneumonie. Er hat über diese Zeit in folgenden Briefen mehrfach berichtet. An Brahms schreibt er am 12. Juni 1887: «Beinahe wäre vor kurzem meine Ahnung in Erfüllung gegangen. Ich nahm an einem Tag Abschied von den Meinen, von meinen nächsten Schülern und Freunden, die mich umgaben, ich sandte durch Segen den letzten Gruß an Hanslick und durch ihn an Dich, da kein direkter Vermittler zwischen uns beiden um mich war. Ich habe Dir gedankt für das viele Schöne, womit Du mein Le-

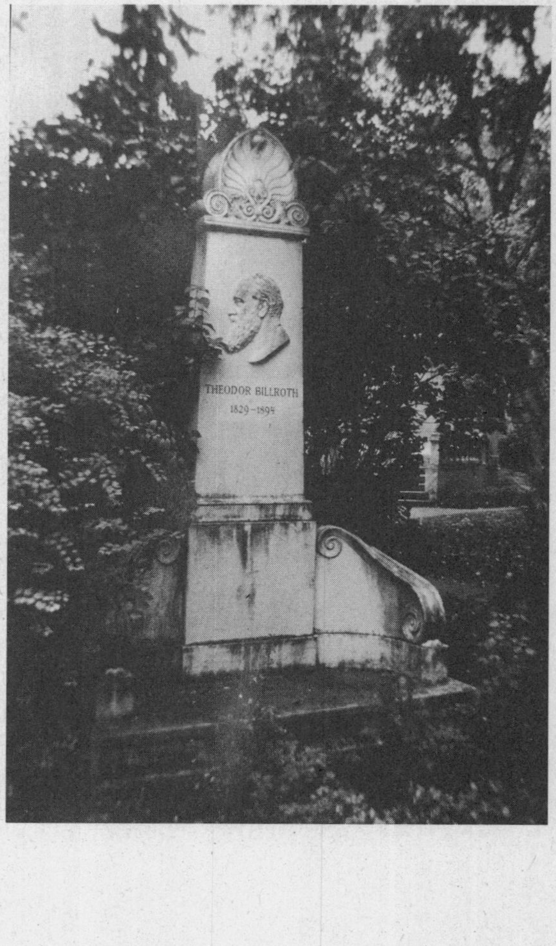

Abb. 3. Das Grabmal für Theodor Billroth auf dem Zentralfriedhof Wien, Abt. 14 (Foto Kagel).

ben erfreut und geschmückt hast. Nun ist alles wie ein Traum hinter mir», und weiter heißt es in dem Brief, «ich lag längere Zeit in einem nicht unangenehmen Halbschlummer, manchmal wohl dabei ärztlich mich beobachtend, wie die Atemzüge immer rasselnder, immer flacher wurden und mein Geist zu wandern schien. Ich weiß ganz deutlich wie ich aus einem Deiner Lieder sprach: ‹Mir ist als ob ich schon gestorben bin.› Und das alles war so milde und schön. Ich schwebte und sah die Erde und meine Freunde so ruhig und freundlich unter mir. Mit einem Male rüttelte man mich empor, ich mußte wie ein Soldat auf Kommando atmen und allerlei Zeug schlucken. Ich bat, laßt mich, mir ist so gut! Doch umsonst. Immer wieder rüttelte man mich auf und aus vielen Stimmen dies und das zu tun, hörte ich dann die Stimme meiner Frau. ‹So tu's doch um der Kinder willen.› So ließ man mich über eine Woche lang nie zum festen Schlaf kommen. Mein Schlaf hatte wohl eine zu große Ähnlichkeit mit seinem Zwillingsbruder.»

Nach diesem Krankenlager widmete sich Billroth noch einmal mit aller Kraft dem Fortgang des Baugeschehens der Chirurgischen Klinik, des Rudolfinder Hauses und dem Ärztehaus in Wien. Allein, es war ihm nur vergönnt, das Ärztehaus noch einzuweihen.

Am 16. August des Jahres 1892 wird in seinem Geburtshaus in Bergen eine Gedenktafel angebracht. Die Gedenktafel wurde von Benno Schmidt, Professor der Chirurgie in Leipzig, gestiftet. Billroth bedankt sich im überschwenglichen Maße für diese Ehrung. In Wien wird ihm die große Ehre zuteil, das 25jährige Dienstjubiläum als Professor und Ordinarius der Chirurgie sowie das 40jährige Doktorjubiläum zu erleben. Billroth wird mit außergewöhnlichen Ehrungen überhäuft. Seine Verehrung ist allgegenwärtig. Der alternde Billroth empfindet all dies mit aufrichtiger Herzlichkeit und Dankbarkeit. Sich im Kreise seiner Schüler wohl zu finden, hat er längst erkannt, daß sein Lebensziel erreicht ist. Ohne Arbeit und ohne Ideen sein zu können, liegt ihm nicht. Er blickt auf ein wissenschaftlich reiches und ehrgeiziges Werk zurück. Im Überschwang dieser Ehrungen bietet er ehemaligen Schülern in Briefen das Du an. Gersuni wird zu seinem Testamentsvollstrecker. Er bestimmt dies in einem Brief am 27. Juli 1892, in dem er schreibt: «Ich habe also alle Vorsorge für die Meinen getroffen. Mein Testament liegt in meinem Geldkasten in meinem kleinen Ordinationszimmer. Der Schlüssel zum Geldkasten liegt in meinem Zylinderbüro inwendig in dem mittleren, durch eine Tür gesperrten Fach. Es pressiert nach meinem Tode nicht mit der Testamentseröffnung, da ich gar keine andere Verfügung über meinen Körper getroffen habe als die, daß ich nicht seziert zu werden wünsche, natürlich mit der Ausnahme, daß dies gesetzlich erforderlich sei (gerichtlich oder sanitätspolizeilich). Über Ort und Art des Begräbnisses soll meine Familie entscheiden. Die Schrullen, die ich früher darüber hatte und in ein früheres seit dem vernichtetes Testament aufgenommen habe, habe ich längst aufgegeben.»

Zeitlebens hat Billroth sich nicht geschont. Seinen gesundheitlichen Zustand wohl ahnend und kennend, hat er auch die letzten Reserven von sich gefordert. Und obwohl früh auf den Tod vorbereitet, hat er doch die Zeit darüber hinaus noch geplant. In einem Brief an Czerny schreibt er am 2. Januar 1894: «Ich bereite so allmählich meinen Rücktritt vor. Allem Anschein nach wird nun in diesem Jahre der Neubau meiner Klinik im ersten Hof des allgemeinen Krankenhauses beginnen. Bleibe ich am Leben, so werde ich die neue Klinik im Herbst 1895 eröffnen und mich dann im Laufe des Jahres 1896 vom Amt zurückziehen. Es ist mir aber bei meiner immer stärker hervortretenden Herzschwäche sehr zweifelhaft, ob ich das erlebe. Mir ist alles recht. Ich bin reisefertig. Denken Sie freundlichst meiner. Ihr Theodor Billroth.»

Wenige Wochen nach diesen Zeilen an Czerny starb Billroth im 65. Lebensjahr am 6. Februar 1894 morgens 1.15 Uhr in Abbazia. Sein Lieblingswunsch, sich mit dem Blick auf Meer und Berg zum Sterben niederzulegen, war in Erfüllung gegangen. Von dem geplanten Erholungsurlaub zu Weihnachten 1893/94 kehrte Billroth nicht zurück *(Abb. 3)*.

Billroth, ein ruheloser Geist seiner Zeit, war in der Chirurgie ein Virtuose, in der Wissenschaft ein Komponist voller Ideen und in seinen Briefen Mensch, Lehrer, Hochschullehrer, Philosoph und Poet.

Prof. Dr. K.-O. Kagel,
Radiologisches Institut, Evangelisches Krankenhaus,
Werler Straße 110, W-4700 Hamm (BRD)

Literaturverzeichnis

1 Absolon KB, Kern E: Der Großmeister der Chirurgie. Theodor Billroth (1829–1894). Hamburg, Kabel-Verlag, 1989.

2 Absolon KB, Kern E: Theodor Billroth privat. Die Billroth-Seegen-Briefe. Hamburg, Kabel-Verlag, 1990.

3 Berg E: Retroduodenale Choledochotomie zur Entfernung von eingekeilten Gallensteinen aus dem retroduodenalen und papillären Teil des Ductus communis. Zent bl Chir 1903;27:713.

4 Billroth, OG Billroth und Brahms im Briefwechsel. Urban & Schwarzenberg, Berlin, 1935.

5 Billroth Th: De natura et causa pulmonum affectionis quae nervo utroque vago dissecto exoritur. Dissertatio. Berolini, 1852.

6 Billroth Th: Karl Otto Weber. Nekrolog. Arch klin Chir (Langenbeck-Arch.) 1868;9:545.

7 Billroth Th: Ein Beitrag zu den Operationen am Magen Gastrorrhapie. Wiener med Wochenschr 1877;27:913.

8 Billroth Th: Offenes Schreiben an Dr. L. Wittelshöfer. Wiener med Wochenschr 1881;31:161 o. 6:163.

9 Billroth Th: Wilhelm Baum. Nekrolog. Arch klin Chir (Langenbeck-Arch.) 1884;30:186.

10 Billroth Th: Demonstration in der k.k. Gesellschaft für Ärzte in Wien. Wiener med Blätter 1885;9:267.

11 Billroth Th: Aphorismen zum Lehren und Lernen der medicinischen Wissenschaften. Carl Gerolds Sohn, Wien, 1886.

12 Billroth Th: Über 124 vom November 1878 bis Juni 1890 in meiner Klinik und Privatpraxis ausgeführte Resektionen am Magen- und Darmkanal. Wiener klin Wochenschr 1891;4:624.

13 Billroth Th: Autobiographie. Wiener klin Wochenschr 1894;7;120.

14 Blasius E: Handbuch der Akiurgie. Halle, 1841.

15 Braun H: Über Gastro-Enterostomie und gleichzeitige Entero-Anastomosis. Arch klin Chir (Langenbeck-Arch.) 1893;45:361.

16 v. Brunn W: Jugendbriefe Theodor Billroths an Georg Meissner. Leipzig, 1941;p16.

17 Buschan G: Dem Gedenken Theodor Billroths. Unser Pommerland 4. Stettin, 1929.

18 Clairmont P. Die laterale Gastroduodenostomie. Deutsch Z Chir 1930;225:112.

19 Dahm K, Rehner M: Der Billroth-I-Magen. Praktische Chirurgie Bd. 97. Stuttgart, F. Enke, 1984.

20 de Quervain F: Zur Frage der retroduodenalen Choledochotomie. Zent bl Chir 1903;40.1089.

21 Dumesnil R, Schadewaldt H: Die berühmten Ärzte. Köln, Aulis & Deubner 1966.

22 Eiselsberg A: Über die Magenresektion und Gastroenterostomien in Prof. Billroths Klinik von März 1885 bis Oktober 1889. Arch klin Chir (Langenbeck-Archiv) 1889;39:785.

23 Familienbesitz der Familie Billroth.

24 Fischer G: Briefe von Theodor Billroth. Hannover, Hahn'sche Buchhandlung, 3. Aufl., 1896.

25 Fischer G: Briefe von Theodor Billroth. Hannover, Hahn'sche Buchhandlung, 5. vermehrte Aufl. 1899.

26 Fischer G: Briefe von Theodor Billroth. Briefe an Dr. G. Fischer am 11. 1. 1873. Hannover, Hahn'sche Buchhandlung, 9. Auflage, 1922.

27 Fischer G: Briefe von Theodor Billroth. Brief an J. Brahms am 12. Juni 1887. Hannover, Hahn'sche Buchhandlung, 9. Auflage, 1922.

28 Fischer G: Briefe von Theodor Billroth. Curriculum vitae zum Abiturientenexamen Billroths 1848. Hannover, Hahn'sche Buchhandlung, 9. Auflage, 1922.

29 Fischer G: Briefe von Theodor Billroth. Hannover, Hahn'sche Buchhandlung, 9. Auflage, 1922.

30 Fischer J: Theodor Billroth und seine Zeitgenossen. Wien, Urban & Schwarzenberg, 1929.

31 Flechtenmacher K: Termino-terminolaterale Gastroduodenostomie bei der Magenresektion nach Billroth I als Modifikation der von Habererschen Methode. Chirurg 1942;14:367.

32 Gersuny R: Theodor Billroth (Meister der Heilkunde, Bd. 4). Wien, Rihola 1922.

33 Goerke H, Habrich Ch: Jahrbuch des deutschen medizin-historischen Museums. 5/ 1983–85. Ingolstadt., Wiss Z Univ Greifswald 1982;1.

34 Günther GB: Lehre von den blutigen Operationen am Bauche des menschlichen Körpers. Leipzig 1860.

35 Gussenbauer C: Theodor Billroth. Wiener klin Wochenschr 1894;7:115.

36 Gussenbauer C, v. Winiwarter A: Die partielle Magenresektion. Eine experimentelle, operative Studie, nebst einer Zusammenstellung der im pathologischen Institut zu Wien in dem Zeitraum von 1817 bis 1875 beobachteten Magencarcinome. Arch klin Chir (Langenbeck-Arch.) 1876;19:347.

37 v. Haberer H: Anwendungsbreite und Vorteil der Magenresektion nach Billroth I. Arch klin Chir (Langenbeck-Archiv) 1920;114:127.

38 v. Haberer H. Terminolaterale Gastroduodenostomie bei der Resektionsmethode nach Billroth I. Zent bl Chir 1922,49:1321.

39 v. Haberer H: Chirurgische Behandlung des Magen- und Duodenalgeschwürs. Münch Med Wochenschr 1933;80:1577.

40 v. Haberer H: Meine Technik der Magenresektion. Münch Med Wochenschr 1933;80:915.

41 v. Hacker V: Zur Casuistik und Statistik der Magenresektion, Gastroenterostomien. Arch klin Chir (Langenbeck-Arch.) 1885;32:616.

42 Henle A: Ein Fall von Gastroduodenostomie bei Magenausgangsstenose. Zent bl Chir 1898; 29:674.

43 Hilarowicz H: Zur Magenresektion nach Haberer (termino-laterale Gastro-Duodenoanastomose). Zent bl Chir 1930;57:343.
44 Horsley JS: Partial gastrectomy. Its indications, prophylaxis and technic. J Am Med Assoc 1926;86:664.
45 Kaiser FF: Beiträge zu den Operationen am Magen. Beiträge zur operativen Chirurgie. Stuttgart, Enke, 1878;95ff.
46 Kausch W: Das Carcinom der Papilla duodeni und seine radikale Entfernung. Bruns' Beitr klin Chir 1912;78:439.
47 Kehr H: Beiträge zur Bauchchirurgie. Neue Folge. Berlin, 1902.
48 Kern E: Theodor Billroth: Chirurg, Musiker, Homo universalis; Pommern, Kunst, Geschichte, Volkstum 1979;17,3:1–8.
49 Killian H. Meister der Chirurgie. Stuttgart, Thieme, 2. Auflage, 1980.
50 Kocher T: Zur Pathologie und Therapie des Kropfes. Deutsch Z Chir 1874;4:417.
51 Kocher T: Über Kropfexstirpation und ihre Folgen. Arch klin Chir (Langenbeck-Arch.) 1883;29:254.
52 Kocher T: Über eine neue Methode der Magenresektion mit nachfolgender Gastroduodenostomie. Arch klin Chir (Langenbeck-Arch.) 1891;42 542.
53 Kocher T: Ein Fall von Choledochotomia interna wegen Gallenstein. Korresp-Bl f Schweizer Ärzte 1895;7.
54 Kocher T: Totalexstirpation des Magens mit Darmresektion combiniert. Dtsch med Wochenschr 1899;25:606.
55 Kocher T: Mobilisation des Duodenums und Gastroduodenostomie. Zent bl Chir 1903;30:33.
56 Kocher T: Lehrbuch der Operationslehre, 5. Aufl, 1907.
57 Krafft F: Große Naturwissenschaftler. Düsseldorf, 1986.
58 Kronberger L, Kraft-Kinz: Über 20 Jahre Ulcuschirurgie (1948–1968) an der Klinik Spath in Graz. Langenbecks Arch Chir 1969;324:333.
59 Kronberger L, Zechner G: Histologische Untersuchungen über die Bildung eines Anastomosensphinkters bei der eingeengten Anastomose des BI und BII. Wiener med Wochenschr 1959;109:959.
60 Krönlein R: Mitteilungen aus der chirurgischen Klinik. Zent bl Chir 1888;40:744.
61 Kussmaul A: Ueber die Behandlung der Magenerweiterung durch eine neue Methode mittelst Magenpumpe. Arch klin Med 1869;6:455.
62 Lefmann G: Ueber Duodenotomie zur Entfernung von Gallensteinen. Bruns' Beitr klin Chir 1904;42:346.
63 Lembert A: Memoire sur l'enterographie. Pepert gen Anat Phyiol path 1826;2:100.
64 Lorenz A: Mobilisierung des Duodenums und Eingriffe am Gallensystem. Zent bl Chir 1902;21:554.
65 Lorenz H, Schur H: Unsere Erfahrungen über den Wert der Antrumresektion bei der Behandlung des Ulcus pepticum. Arch klin Chir (Langenbeck-Arch.) 1922;119:239.
66 McBurney C: A new method for choledochotomy. International med Magazin 1892;300.
67 Merrem DKTh: Animadversiones quaedam chirurgicae experimentis in animalibus factis illustratae. Dissertatio Gießen, 1810.
68 v. Mikulicz J: Zur Technik der Gastroskopie und Oesophagoskopie. Wien Med Presse 1881;45:51.

69 v. Mikulicz J: Fall von Magenresektion nebst Bemerkungen über ein gastroskopisches Symptom des Magencarcinoms. Wiener med Wochenschr 1883;33:477.
70 v. Mikulicz J: Zur operativen Behandlung des stenosierenden Magengeschwürs. Arch klin Chir (Langenbeck-Arch.) 1888;37:79.
71 Narath A: Zur Geschichte der zweiten Billrothschen Resektionsmethode am Magen. Deutsch Z Chir 1916;136:62.
72 Nobel Foundation, Nobelpreisträger für Medizin. Coron-Verlag Zürich, Bd. 1, (1980); 497.
73 Pagel J: Biographisches Lexikon hervorragender Ärzte des neunzehnten Jahrhunderts. Berlin 1901;954ff.
74 Payr E: Die Mobilisierung des Duodenums nach Kocher zur Entfernung retroduodenal liegender Choledochussteine. Deutsch Z Chir 1904;75:1.
75 Péan JE: De l'ablation des tumeurs de l'estomac par la gastrectomie. Gaz d hop 1879;60:473.
76 Polya E: Zur Stumpfversorgung nach Magenresektionen. Zent bl Chir 1911;38:892.
77 Rath G: Georg Meissners Tagebuch seiner Triestreise. Sudhoffs-Arch 1954;38:129.
78 Redwitz E: Weitere Beiträge zur chirurgischen Behandlung des Magengeschwürs. Archiv klin Chir (Langenbeck-Archiv) 1918;110:42.
79 Reichel P: Diskussion. Verh dtsch Ges Chir 1908;37:211.
80 Reith HB, Kozuschek W: Die Kochersche Mobilisation des Duodenums. Verdauungskrankheiten 1988;6:255.
81 Roux C: Chirurgie gastro-intestinale. Rev Chir (Paris) 1893;13:402.
82 Rutledge RH: In Commemoration of Theodor Billroth on the 150th anniversary of his birth. Surgery 1979, 5:672.
83 Rydygier L: Ueber Pylorusresektionen. Sammlung klinischer Vorträge Nr.220, 1881.
84 Rydygier L: Ueber Magenresektion mit Demonstration von Präparaten. Arch klin Chir (Langenbeck-Arch.) 1881;26:731.
85 Rydygier L: Die erste Magenresektion beim Magengeschwür. Berlin klin Wochenschr 1882;3:79.
86 Sammlung von Originalbriefen an Theodor Billroth. Standort: Archiv der Gesellschaft der Ärzte Wien.
87 Schlatter C: Schlußbericht über einen Fall von totaler Magenresektion. Bruns' Beitr klin Chir 1899;23:589.
88 Schlatter C: Über Ernährung und Verdauung nach vollständiger Entfernung des Magens – Oesophagoenterostomie – beim Menschen. Bruns' Beitr klin Chir 1897;19:767.
89 Schreiber HW, Fahrtmann E, Eichfuß HP, Kortmann N: Terminolaterale Gastroduodenostomie. Langenbecks Arch Chir 1974;336:269.
90 Spath F: Studien über die Funktion des resezierten Magens. Dtsch Z Chir 1932;237:128.
91 Spath F: Die Bedeutung und Anwendungsbreite der terminolateralen Modifikation des Billroth I. Wiener klin Wochenschr 1950;62:608.
92 Spath F, Kronberger L: Zur Geschichte der terminolateralen Modifikation des Billroth I. Med Klin 1961;56:511.
93 Starlinger F: Zur Kasuistik der Geschwürsrezidive nach Billroths erster Methode. Zent bl Chir 1927;54:3011.
94 Terrier A: Communication a l'academie de medicine, Paris 1902.

95 Vautrin P, Fourche A: Technique du decollment duodenal. Arch franco-belges de chirurg 1923;26:193.
96 Wagner R: Bericht über die gemeinschaftlich mit Herrn Billroth aus Greifswald und Herrn Meißner aus Hannover im Laufe des Septembers in Triest als Fortsetzung seiner «neurologischen Untersuchungen» am Zitterrochen angestellten Beobachtungen, in Nachrichten von der G. A. Universität und der Königl. Gesellschaft der Wissenschaften zu Göttingen 1851;Nr.14:185–196.
97 Wehr V: Experimentelle Beiträge zur Operationstechnik bei Pylorusstenose. Deutsch Z Chir 1882;17:93.
98 Winkelbauer A: Studien über die Verhütung von Ulcus pepticum postoperativum im Experiment. Arch klin Chir (Langenbeck-Archiv) 1926;143:649.
99 Winkelbauer A: Infrapapilläre Anastomose bei der Resektion nach Billroth I. Zentbl Chir 1927;54:2946.
100 Wölfler A: Gastro-Enterostomie. Zent bl Chir 1881;8:705.